Anne Lindenberg
Körperselbsterfahrung im Alter
Agil bleiben. Übungs- und Bewegungsprogramme

Ausführliche Informationen zu jedem unserer lieferbaren und geplanten Bücher finden Sie im Internet unter www.junfermann.de. Dort können Sie auch unseren Newsletter abonnieren und sicherstellen, dass Sie alles Wissenswerte über das Junfermann-Programm regelmäßig und aktuell erfahren.

ANNE LINDENBERG

KÖRPERSELBSTERFAHRUNG IM ALTER

AGIL BLEIBEN. ÜBUNGS- UND BEWEGUNGSPROGRAMME

Junfermann Verlag
Paderborn
2012

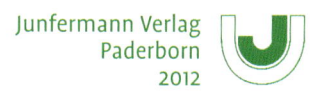

Copyright	© Junfermannsche Verlagsbuchhandlung, Paderborn 2012
Coverfoto	© Anette Linnea Rasmus - Fotolia.com
Covergestaltung / Reihenentwurf	Christian Tschepp

Satz	JUNFERMANN Druck & Service, Paderborn
Bibliografische Information der Deutschen Bibliothek	Die Deutsche Bibliothek verzeichnet diese Publikation in der Deutschen Nationalbibliografie; detaillierte bibliografische Daten sind im Internet über http://dnb.ddb.de abrufbar.

ISBN 978-3-87387-866-2
Dieses Buch erscheint parallel als E-Book (ISBN 978-3-87387-882-2).

Inhalt

Unsere Fotomodelle

Hier stellen wir Ihnen unsere Fotomodelle vor: Edith Marschmannn, Doris Meinicke sowie Susanne und Günter Weinelt. Als die Fotos entstanden, waren sie zwischen 69 und 77 Jahre alt. Alle vier kannten die Übungen vorher noch nicht. Sie sind sportlich aktiv und in sehr guter körperlicher Verfassung. Außerdem waren sie gut gelaunt, kooperativ und haben die Anleitungen und den Sinn der Übungen sofort verstanden und mit Begeisterung ausgeführt.

Unsere Foto-Termine waren daher eine reine Freude, und ich möchte mich ausdrücklich bei Euch für die wunderbare Zusammenarbeit bedanken!

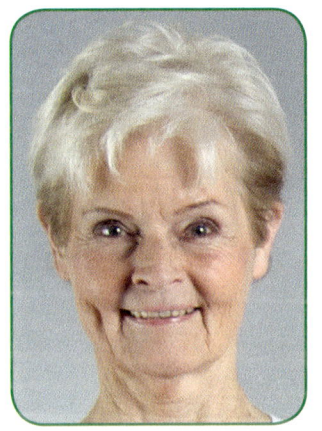

Edith Marschmann

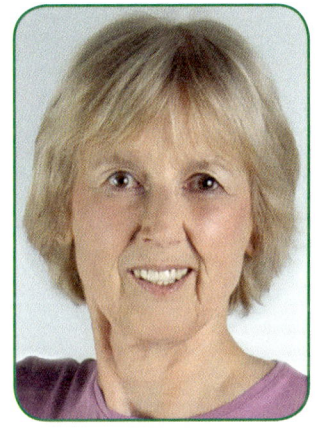

Doris Meinicke

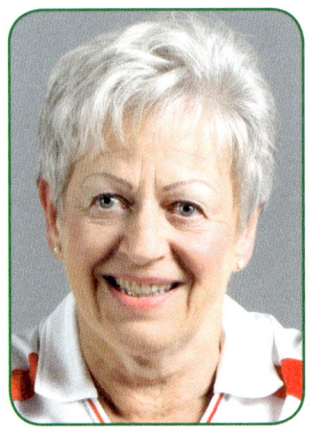

Susanne Weinelt

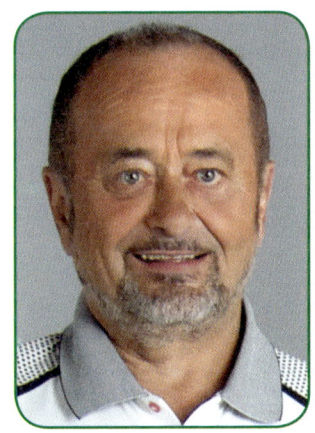

Günter Weinelt

Hinweis

In diesem Buch wurde die männliche Form nur im Sinne des Leseflusses gewählt. Ich bitte meine weiblichen Leserinnen um Verständnis. Sie sind selbstverständlich auch gemeint!

Vorwort

In meinen ersten sieben Lebensjahren wuchs ich überwiegend bei meinen Großeltern auf, die mir Halt, Struktur, Führung und Nestwärme boten. Mit älteren und alten Menschen fühle ich mich seither wohlwollend und respektvoll verbunden.

Und so freue ich mich sehr, meinerseits mit diesem Buch Ihnen, den heutigen Senioren, etwas Wertvolles anbieten zu können, das Ihnen Vitalisierung, Bewegungsfreude, Erhaltung und Regeneration Ihrer Lebenskraft ermöglicht.

Ich wünsche Ihnen ein langes, gesundes, erfülltes und fröhliches Leben!

Einleitung

Die Entfremdung vom Körperselbst ist in unserer Gesellschaft leider ein Prinzip mit weitreichenden Folgen: Die Abwesenheit von Zufriedenheit, Gesundheit und Genügsamkeit ist sehr wirtschaftsfördernd.

Das gesunde Körperselbst

Ein Mensch, der sich als Körper identifiziert und guten Kontakt zu dessen Impulsen und Strömungen hat, spürt, was ihm guttut und was ihn fördert. Er wird Mittel und Wege finden, um gut für seine Bedürfnisse zu sorgen, und er wird immer wieder erfüllende Momente finden. Er hat Vertrauen zu seiner Selbstregulation und zu seinen Selbstheilungskräften. Sein Immunsystem ist stabil und kräftig. Er muss nicht übermäßig konsumieren, um sich zufrieden zu fühlen. Er mutet sich anderen Menschen zu, wendet sich ihnen zu und gestaltet seine Kontakte befriedigend für sich und die Menschen, denen er Gesellschaft leistet.

Ganzheitliche Körperübungen

Die ganzheitlichen Körperübungen, die in diesem Buch vorgestellt werden, tragen dazu bei, diese bei vielen Menschen verloren gegangene innige Freundschaft mit der eigenen angeborenen Natur wiederherzustellen und damit die Gesundheit zu fördern und Stress, auch altgewohnten, abzubauen.

Allerdings sind Fühl-, Denk- und Verhaltensmuster, die sechs Jahrzehnte und länger bestehen, fest etabliert und formen die Identität. Werden sie zu schnell und zu heftig erschüttert, könnten die einsetzenden Prozesse der Reorganisation Sie verunsichern, überfordern und destabilisieren.

Aus diesem Grund werden in diesem Buch ausschließlich Übungen vorgestellt, die den Organismus vitalisieren und ihn an seine ursprünglichen Fähigkeiten erinnern; Übungen, die den Organismus einladen, seine Strömung wieder zu aktivieren und sich zu regenerieren.

Auf Übungen, die nur in Begleitung eines ausgebildeten Psychotherapeuten durchgeführt werden sollten, wurde bewusst verzichtet.

Da wir uns

- als Individuum,
- in Begegnung und Kontakt mit einem Gegenüber und
- als Gemeinschaftswesen

kennen und erkennen, sind die Übungen dementsprechend in

- Einzelübungen,
- Partnerübungen und
- Gruppenübungen

eingeteilt.

Herkunft der ganzheitlichen Übungen

Die Übungen stammen aus
- der Bioenergetischen Einzel- und Gruppenarbeit, wie sie von Alexander Lowen entwickelt wurde,
- der Biodynamischen Psychologie von Gerda Boyesen,
- dem Hakomi von Ron Kurtz,
- dem Trager-Training von Milton Trager,
- der Tanz-Improvisation,
- dem Psychodrama,
- dem Impro-Theater und aus
- der Trauerarbeit nach Jorgos Canacakis.

Viele Übungen wurden von mir variiert, weiterentwickelt und der Nutzung durch Senioren angepasst. Auch Übungen, die ich selbst entwickelt habe, kommen vor.

Abgrenzung der ganzheitlichen Körperübungen

Obwohl die hier vorgestellten Körperübungen durchaus sportiven Charakter aufweisen, da sie den Körper fordern, ihn zum Schwitzen bringen, den Kreislauf in Schwung bringen und eine verbesserte Kondition und Muskelbildung fördern, haben sie doch andere Ziele und Schwerpunkte als sportliche Betätigung.

Der größte Unterschied besteht darin, dass andere Trainingsprogramme den Körper kontrollieren und zu Leistungen bringen wollen. Er wird behandelt wie ein Sportgerät, das auf eine bestimmte Weise funktionieren und aussehen soll.

Die ganzheitlichen Körperübungen haben ein genau entgegengesetztes Ziel. Mit ihnen wird es möglich, sich selbst wieder als körperliches Geschöpf zu erleben, denn alles, was Menschen wahrnehmen und erleben, wird im Körper gebildet und durch den Körper wahrgenommen: Gedanken, Identität, Gefühle, Empfindungen, Sinneseindrücke.

Der Körper wird mit diesen Übungen ermutigt, seine ursprüngliche Fähigkeit zur Selbstregulation und zur Pulsation wiederzuerlangen. Die Übungen dienen als ausdrückliche Einladungen und Aktivierungen.

Dabei ist das Ziel nicht, dass die Muskeln möglichst fest, dick oder leistungsfähig werden, sondern dass die Muskulatur wieder schwingungs- und empfindungsfähig wird und ihren Reaktionsspielraum erweitert. Denn das Skelettmuskelsystem, auch Willkürmuskulatur genannt, bestimmt unsere Identität, die Art und Weise, wie wir uns selbst definieren und fühlen.

Abgrenzung zum Sport

Beim Sport dominiert der Gedanke, den Körper leistungs- und funktionsfähig zu erhalten und die Leistungen zu steigern. Im Unterschied dazu steht bei den ganzheitlichen Körperübungen nicht die Leistung im Vordergrund, sondern die immer genauere Wahrnehmung der aktuellen körperlichen Grenzen, der Empfindungen und von allem, was damit verknüpft ist: Selbstbild, Selbstvertrauen, Gefühle, Emotionen (Gefühlsausdruck).

Abgrenzung zum Fitnesstraining

Beim Fitnesstraining geht es um Ausdauer und volle Funktionsfähigkeit des Herz-Kreislauf-Systems. Nicht berücksichtigt wird dabei, dass der Körper sich kontinuierlich an die tatsächlichen Alltagsanforderungen anpasst. Wer also hauptsächlich am Computer oder vor dem Fernseher sitzt und zweimal wöchentlich eine Stunde Fitnesstraining absolviert, muss seine Ausdauer ständig neu anschieben, da der Körper sich zwischendurch immer wieder auf den Ruhezustand einrichtet. Das ist natürlich besser als gar keine nennenswerte Bewegung.

Einfacher ist es jedoch, die ursprüngliche Bewegungsfreude wieder zu aktivieren, sodass jeden Tag einige Stunden abwechslungsreiche Bewegung stattfindet: über Tanzen und Laufen, Ballspielen, Spazierengehen, Radfahren, Rudern und Ähnliches. Dadurch stellt sich die natürliche und altersgemäße Fitness ganz von selbst ein.

Abgrenzung zur Gymnastik

Gymnastik hat die volle Beweglichkeit der Muskeln zum Ziel. Auch hier gilt, dass eventuelle Blockaden und Hemmungen, die aus der Lebensgeschichte stammen, nicht berücksichtigt, sondern bezwungen werden.

Ein Beispiel: Ein Mensch, der als Kind immer wieder zu hören bekam „Finger weg!" und vielleicht sogar Klapse oder Schläge auf die Hände ertragen musste, wird es als Erwachsener schwierig finden, weit auszugreifen, fest zuzugreifen und etwas „in Angriff zu nehmen". Der Bewegungsimpuls des Deltamuskels wird von einer unwillkürlichen Hemmungsreaktion des Brustmuskels gebremst. Wer sich über die Hemmung hinwegsetzen will, muss einiges an Anstrengung und Training aufbringen, um sie zu überwinden. Der ursprüngliche Stress, den der Konflikt zwischen Verbot und Impuls produziert, bleibt dabei leider erhalten.

Einfacher und für den Organismus bekömmlicher ist es, diesen früh entstandenen Stressmotor ausfindig zu machen, einige Momente lang die Angst und die Empörung, die in den Händen, Armen und Schultern festgehalten werden, freizusetzen und auszuhalten und dann im Vollbesitz seiner Hände zu sein, die nun wieder ihre ursprüngliche Kraft und Einsatzfreude finden.

Abgrenzung zum Yoga

Yoga ist weitverbreitet und erfreut sich großer Beliebtheit. Viele ganzheitliche Körperübungen sind von Yoga-Stellungen inspiriert oder ähneln ihnen.

Wie Alexander Lowen, der die bioenergetischen Übungen entwickelt hat, feststellte, stammt die Yoga-Praxis aus einer gänzlich anderen Kultur mit anderen Einschränkungen und Prioritäten.

Yoga hatte ursprünglich die Befreiung der Seele vom Rad der Wiedergeburten zum Ziel, also die endgültige Ent-Körperung. Dementsprechend sind Yoga-Übungen zwar darauf angelegt, die Strömungen des Körpers wiederherzustellen und Blockaden aufzulösen, dann aber die freigewordene Energie nach oben und hinaus aus dem Körper zu leiten.

Demgegenüber vertrat Lowen den Standpunkt, der typische westliche Mensch müsse erst einmal lernen, sich überhaupt mit seinem Körper zu identifizieren, und seine frei werdende Energie dann einsetzen, um das Leben zu gestalten und sich voll und ganz dafür einzusetzen.

Daher unterscheiden sich die ganzheitlichen Körperübungen in einigen Punkten, auch in der Philosophie und Zielsetzung, grundlegend von Yoga-Übungen. So werden beispielsweise bei vielen Übungen dort, wo in Yoga-Asanas die Füße und Beine gestreckt werden, in den ganzheitlichen Übungen die Knie leicht und die Füße stark angewinkelt. Auch die Atemtechnik ist gegensätzlich: Die praktizierte Yoga-Atmung während der Übungen ist in der Körpertherapie als „paradoxe Atmung" bekannt.

Ganzheitliche Körperarbeit als Annäherung an unsere biologisch vorgesehene Lebensweise

Die Vorgaben für gesunde Bewegung sind ähnlich widersprüchlich und Moden unterworfen wie die Ratschläge für gesunde Ernährung. Man stellt sich die Fragen: Ist der Ratschlag wirklich erforscht? Stecken kommerzielle Interessen dahinter, soll damit beispielsweise ein Präparat oder ein Video verkauft werden?

Die Verwirrung ist allseits groß: Einmal gilt Joggen als das Nonplusultra, dann heißt es, es belaste die Gelenke zu stark und Schwimmen oder Nordic Walking sei wesentlich besser. Dann vernehmen wir, dass Ausdauer und Kondition alles sei, andererseits wiederum die Beweglichkeit entscheidend wäre, dann wieder Kraft und das entsprechende Training im Vordergrund stehen sollten.

Vor einigen Jahren habe ich mich mit einem auf Orthopädie spezialisierten Heilpraktiker unterhalten, der auf ganz anderen Wegen zu der gleichen Erkenntnis gekommen war wie ich, was sich einfach durch die Auswertung der verschiedenen Behandlungsziele und -methoden herauskristallisierte.

Wenn wir uns den Menschen ohne Technik vorstellen, so, wie er und seine Lebensweise ursprünglich entstanden sind (bei manchen Naturvölkern ist diese Ursprünglichkeit noch zu beobachten), dann stellt sich heraus, dass alle Menschen eines Stammes durchschnittlich sechs Stunden am Tag (mit Pausen durchsetzt) in Bewegung waren. Man schlenderte gemütlich über unterschiedliche Bodenbeschaffenheiten und sammelte Grassamen, grub Wurzeln aus, pflückte Früchte, trug ein Kind. Nahrung zubereiten, Felle bearbeiten, Dinge herstellen waren weitere mit moderater, aber dauerhafter Anstrengung verbundene Tätigkeiten. Ab und an wurde diese an sich schon sehr vielfältige Bewegung durch kurze Phasen von intensiver Aktivität und Anstrengung unterbrochen, wenn etwa gemeinsam ein größeres Tier gejagt wurde oder eine Gefahr zu bewältigen war. Immer fand die Betätigung in Abstimmung mit der Gemeinschaft statt und immer war die Sinnhaftigkeit des Tuns unmittelbar einleuchtend.

Interessanterweise haben Forscher vor wenigen Jahren herausgefunden, dass Muskeln sich am besten entwickeln, wenn sie möglichst umfassend und vielfältig jeden Tag mit Pausen für längere Zeit moderat beansprucht werden und kurze Trainingseinheiten mit intensiver Anstrengung eingelegt werden (etwa alle zwei Tage mehr-mals 15 Minuten)[1] – was exakt unserer ursprünglichen Lebensweise entspricht.

Vor diesem Hintergrund kann ich Ihnen wärmstens ans Herz legen, in Bewegung zu bleiben, auch wenn Fernseher und Stubenhocken locken oder Schmerzen die Bewe-gung schwer machen.

Stellen Sie sich aus den vorgestellten Übungen ein Programm zusammen, das Ihre Neugier weckt, Ihnen Spaß macht und Sie auch in einem gewissen Maß herausfor-dert, damit Sie ein Leben lang gut gelaunt und beweglich bleiben!

---

1   Artikel im GEO Magazin Nr. 07/09, „Motoren des Lebens", zu bestellen unter ↗ http://geo.de/GEO/heftreihen/geo_magazin/60993.html.

Teil 1

WENN DER MENSCH ALTERT

Im Alter verändert sich nichts, manches, vieles und alles zum Besseren und zum Schlechteren. Wir bekommen jede Meinung dazu zu hören, manchmal auch ganz widersprüchliche Aussagen gleichzeitig von ein und derselben Person. Das Alter macht gelassener, im Alter wird die Gesundheit schlechter, aber man entwickelt mehr Ausdauer; man schläft nicht mehr so gut, braucht aber immer mal ein Schläfchen zwischendurch. Im Alter genießt man den Vorzug eines besseren Überblicks, wodurch Zusammenhänge deutlicher werden, aber gleichzeitig setzt der Altersstarrsinn ein, was auf Kosten der Flexibilität geht.

Sie merken schon, wir werden nicht nur über die Medien und mittels vorherrschender Volksmeinungen, wie sie sich in Redewendungen und Sprüchen zeigen, sondern auch bei Arztbesuchen und in persönlichen Gesprächen mit vielfachen sich widersprechenden Botschaften über das Altern konfrontiert. Manche davon werden ausgesprochen, viele erreichen uns jedoch indirekt und subtil. Solche verschleierten Botschaften wirken am nachhaltigsten, denn sie gehen, ohne kritisch gefiltert werden zu können, durchs Ohr direkt ins Hirn. Dort wirken sie sich je nach Inhalt als Segen oder Fluch aus.

Es kommt noch hinzu, dass heutzutage ältere und alte Menschen aller Art anzutreffen sind. Die gut gepflegten Endsechziger, die von allen anderen auf höchstens Mitte 50 geschätzt werden. Endfünfziger, die von Krankheiten gezeichnet sind und viel älter geschätzt werden. Ganz alte Menschen um die 100, die immer noch geistig klar und körperlich rüstig sind. Und Menschen, denen es höchst wichtig ist, um jeden Preis möglichst ihr Leben lang jung und dynamisch zu wirken, Schönheitsoperationen inbegriffen.

Kurzum, es gibt heutzutage kein Standardmodell mehr für den alten Menschen, an dem wir uns orientieren könnten, um zu entscheiden: Dieses Modell nehme ich an oder ich verwerfe es. Es gibt auch keinen Standardwert mehr für das Alter. Mal entwertet, mal hochgelobt, darf man sich als alter Mensch je nach der aktuell befragten Quelle höchst unterschiedlich fühlen.

Was einerseits ein Verlust an stabilen Vorgaben ist, bedeutet auf der anderen Seite einen beträchtlichen Zugewinn an Freiheit: Es gab, das Alter betreffend, in unserer Kultur seit Beginn unserer Zeitrechnung wohl noch nie einen so großen Spielraum an persönlicher Definition, Bedeutungszuweisung und Gestaltungsmöglichkeit.

1. | Altern: Was bedeutet das eigentlich?

Altern ist definiert als ein nicht umkehrbarer Veränderungsprozess eines Organismus, der mit dem Tod endet. Streng genommen beginnt der Alterungsprozess bereits bei der Zeugung, da ab diesem Zeitpunkt permanente Entwicklungen und Veränderungen stattfinden, die auf das Altern und Sterben des Organismus hinführen. Beobachtbare Alterungsprozesse fallen bei den verschiedenen Spezies äußerst unterschiedlich aus. Sie reichen von „vermutlich unsterblich" (manche Amöben, Algen und Süßwasserpolypen) und „nicht beobachtbar alternd" (Eichen, Nacktmulle) bis hin zu extrem kurzlebigen Arten, wie zum Beispiel den sprichwörtlichen Eintagsfliegen und einer Beutelrattenart, bei der die Männchen, nur wenige Monate alt, direkt nach der ersten Paarung sterben.

Daher sind die Definitionen für „Alter" und „Altern" auch beim Menschen je nach der befragten Quelle äußerst unterschiedlich und werden ganz verschieden erläutert, begründet und in Zahlen festgelegt.

1.1 Der biologische Alterungsprozess

Bis vor Kurzem galt als Obergrenze der menschlichen Lebenserwartung die Zahl 122, denn so alt wurde bisher belegbar der älteste Mensch. Inzwischen gehen die wissenschaftlichen Schätzungen in Richtung 140 Jahre. Eine genetische Ursache für Altern und Tod wird seit einigen Jahren diskutiert. Diese Idee findet durch die Theorie der Telomer-Verkürzung größere Verbreitung, nachdem 2009 die Forscherin Elizabeth H. Blackburn und zwei ihrer Kollegen den Nobelpreis für ihre Arbeit über Telomere erhalten haben.[2] Telomere bilden die beiden Enden jedes Chromosoms und bestehen nicht aus Erbinformationen, sondern aus mehreren gleichen Sequenzen. Davon brechen im Laufe der Lebensjahre abhängig vom Einfluss des umgebenden Milieus und durch Verschleiß kleine Stückchen ab. Wenn das Telomer verbraucht ist, schädigen weitere Abbrüche am Chromosomenende das eigentliche Erbgut, was als irreparabel gilt und den Alterungsprozess bewirkt, der nicht mehr umkehrbar ist.

Wie gesagt, handelt es sich hierbei um eine Theorie, und da die genauen Vorgänge und Ursachen der Abnutzung noch nicht bekannt sind, ist es eher eine Schilderung des Geschehens als eine Begründung.

---

2   Vgl. Wikipedia, Stichwort „Telomer", ↗ http://de.wikipedia.org/wiki/Telomer.

Es gibt zahlreiche weitere Theorien des Alterns, aber endgültige Schlussfolgerungen können noch nicht gezogen werden.

1.2 Der kulturell und gesellschaftlich bedingte Alterungsprozess

Neulich fragte mich eine gute Freundin, die demnächst ihren fünfzigsten Geburtstag feiert: „Ich weiß gar nicht, wie ich mich anziehen soll, wenn ich erst über 50 bin. Muss ich mich dann so anziehen wie die anderen Frauen über 50?" Ich konterte mit der Gegenfrage: „Was passiert denn, wenn nicht?" Im darauffolgenden Gespräch wurde zunehmend deutlich, was ich in der Einleitung zu Teil I auf Seite 21 schrieb: Es herrscht Konfusion statt Einheitlichkeit, was im besten Fall einen hohen Grad an persönlicher Freiheit bedeutet.

Ich beobachte, dass viele Menschen, wenn sie allmählich erst zu den älteren, dann zu den alten Semestern gehören, eher unreflektiert einen Querschnitt aus den vorherrschenden Meinungen bilden und dass sie versuchen, den vermeintlichen Erwartungshaltungen einigermaßen zu entsprechen.

Eine dieser vorherrschenden, oft aber nur indirekt in den Raum gestellten Erwartungen ist: „Im Alter lassen die Kräfte, die Gesundheit, die Leistungen und die Belastungsfähigkeit nach." Es erfordert viel und dauerhaftes persönliches Engagement, um sich diesem Konsens entziehen zu können.

Wie relativ der Begriff „Alter" verstanden werden kann, wird deutlich, wenn wir hören, dass die Einstellungshöchstgrenze für viele Berufe, zum Beispiel für Rechtspfleger oder Berufspiloten, bei unter 30 liegt.

Andererseits ging just beim Schreiben dieses Buches (Mitte Oktober 2011) die Meldung durch die Medien, dass ein hundertjähriger Inder beim Marathon in Toronto mitlief und in einer Zeit von etwas über acht Stunden ins Ziel kam. Die Studien des medizinischen Forschungsgebietes der Psychoneuroimmunologie belegen, wie eng die Psyche, das Nervensystem und die Immunkräfte miteinander verzahnt sind. Daher sind Sie gut beraten, wenn Sie Ihre eigene Haltung zum Alter bilden und sie den verworrenen gesellschaftlichen Normen bewusst gegenüberstellen.

Um herauszufinden, welche „Alterungsvorgaben" Sie verinnerlicht haben, können Sie Ihre Glaubenssätze untersuchen und verändern, wie in der Anleitung auf Seite 30 beschrieben. Beginnen Sie, indem Sie zehn Sätze bilden mit dem Satzanfang „Man sagt, im Alter ...".

1.3 Der persönliche Alterungsprozess

Aus meiner langjährigen Arbeit mit Menschen ist die Einschätzung entstanden, dass der persönliche Alterungsprozess sowohl sehr individuell und unterschiedlich erfolgt als auch ganz maßgeblich davon bestimmt wird, wie lange persönliche Lebenshaltungen und prägende Erfahrungen, die entweder Sicherheit und Gelassenheit ermöglichen oder intensiven Stress im Körper verursachen, beibehalten werden. Darauf gehe ich genauer ab Seite 48 im Abschnitt über die biologischen Zyklen ein.

Weitere individuelle Faktoren, die das Altern mit beeinflussen, sind:

- *Ihre persönlichen Lebensumstände.*
  Wenn Sie gesund und beweglich, geistig fit und finanziell abgesichert sind, in angenehmem Kontakt mit einem vertrauten und geliebten Lebenspartner und / oder anderen geschätzten nahen Menschen leben, sich in Ihrer Wohnung und an Ihrem Wohnort wohlfühlen, Ihr Leben reich und sinnvoll finden und es selbstbestimmt, abwechslungsreich und erfüllend gestalten können und Ihr Organismus keine nennenswerten stressenden „Altlasten" aus Ihrer Lebensgeschichte verwalten muss, wird Ihr Alterungsprozess natürlich langsam und undramatisch erfolgen. Wenn Sie jedoch einen oder mehrere dieser Punkte als Belastung erleben, hat das auch Einfluss auf Ihr Altern, denn genau diese Umstände verursachen am meisten Stress, wenn sie unbefriedigend sind.

- *Die Familienmodelle.*
  Also, welche Angehörigen wurden wie und auf welche Weise alt und welche Botschaften über das Altern haben sie direkt oder indirekt weitergegeben? Wenn Sie sich mit diesem Punkt beschäftigen, können Sie die subtilen Botschaften, die auf Sie in Form von bisher unreflektierten, aber wirksamen Glaubenssätzen einwirken, prüfen, wenn Sie wiederum die Anleitung auf Seite 30 verwenden und dafür zehn Fortführungen des Satzanfangs: „Altwerden bedeutet für mich ..." bilden.

- *Die Vor- oder Nachteile, die jemand durch das Älterwerden erfährt.*
  Zum Beispiel: Wird der Ruhestand ersehnt oder gefürchtet? Werde ich endlich ernst genommen? Wird man in meinem Verein erst jenseits der 70 zum Vorstand gewählt? Endlich Großmutter oder Großvater werden! Und so weiter.

2. | Das gibt es nur jetzt: Alter als Entwicklungschance

Vom Schulalter bis zur Verrentung stehen die meisten Menschen in unserer Gesellschaft tendenziell unter Leistungs- und Zeitdruck und werden hohen Anforderungen im Berufs- und Familienleben gerecht. Fallen diese Stressfaktoren ab dem Ruhestand weg, entsteht erstmals im Erwachsenenleben die Möglichkeit, jenseits der Pflicht in Ruhe die persönlichen Vorlieben herauszufinden und ihnen nachzugehen oder lang gehegte Lebensträume zu verwirklichen, für die bisher im Alltagsgetriebe keine Zeit war. Alle Fähigkeiten und Kompetenzen, die mit Leistung, Druck und Pflicht zusammenhängen, bilden eine Abteilung in der Persönlichkeit, die meistens sehr gut entwickelt und sehr kompetent ist. Im Ruhestand kann nun eine andere Persönlichkeitsabteilung auftauchen, die Fragen stellt wie: „Was macht mich eigentlich glücklich? Woran erfreue ich mich? Welche meiner Potenziale habe ich noch gar nicht ausgeschöpft? Welche Interessen und Ziele habe ich bisher immer hintangestellt?"

2.1 Gelassenheit durch Überblick

Die bisherige Lebenserfahrung ist für das Alter ein sehr großes, wichtiges Kapital. Sie kennen sich selbst und haben ein Stück weit gelernt, wie Sie im Guten mit sich umgehen können, zum Beispiel, dass Niedergeschlagenheit und Krisen aller Art kommen und gehen, dass sie bewältigt werden können und sogar den persönlichen Reifungsprozess voranbringen. In irgendeiner Form haben Sie jede Mode, jede politische und gesellschaftliche Entwicklung schon erlebt und ganz Neues kann in den reichhaltigen Erfahrungsschatz gut eingegliedert werden. Wie die Jugend von den absoluten Sensationen und das mittlere Alter von der Bildung von finanziellem und geistigem Kapital geprägt ist, so kann das Alter Gelassenheit, Unerschütterlichkeit und Einsicht in größere Zusammenhänge bieten.

2.2 Senatoren, ruhende Pole und Felsen in der Brandung: Würde, Weisheit und Respekt erfahren

In den ursprünglichen Stammeskulturen gab es den Ältestenrat, der die letzten Entscheidungen traf, eben wegen des Überblicks, der es ermöglicht, aktuelle Entwicklungen zu relativieren und sie in größere Zusammenhänge einzuordnen. Die Alten eines Stammes hatten bewiesen, dass sie Meister im Überleben waren, und wurden dafür geehrt und respektiert, auch weil sie für den Stamm eine Erfahrungsressource darstellten. Natürlich waren sie außerdem für viele, wenn nicht sogar alle Mitglieder des Stammes, Eltern, Großeltern, Urgroßeltern und so weiter.

Über die Jahrhunderte und Jahrtausende hat sich der Ältestenrat auf der politischen Ebene in den verschiedenen Formen eines Senats bis heute erhalten.

Und so kann eine wesentliche Aufgabe des Alters verstanden werden: Geschätzt als Ratgeber und als Vermittler von wichtigen Erfahrungen und Erkenntnissen.

Die Entwicklungen der superschnell wachsenden IT-Firmen der frühen neunziger Jahre des 20. Jahrhunderts („in zwei Jahren von der Garagenfirma zu einem Unternehmen mit 400 Mitarbeitern") haben gezeigt, was passiert, wenn eine Gemeinschaft ausschließlich von jungen Menschen gebildet wird: Die wenigsten dieser Unternehmen existieren noch. Sie sind einerseits durch Missmanagement, andererseits jedoch wegen der mangelnden Erfahrung in der Mitarbeiterführung und zum Dritten wegen des fehlenden beruhigenden und stabilisierenden Einflusses, den ältere Personen haben können, eingegangen.

Eine gelingende Gemeinschaft braucht also Menschen aller oder mehrerer Altersstufen, wobei die Älteren und die Alten als Ruhepole Kontinuität verkörpern, was sich beruhigend und orientierend auf die ganze Gemeinschaft auswirkt. In Krisen sind Gemeinschaften auf alte Menschen angewiesen, die einen kühlen Kopf bewahren und wie Felsen in der Brandung wirken. Daran können sich die Jüngeren orientieren, es hilft ihnen, nicht in Panik zu verfallen und stattdessen unverzüglich die nötigen Maßnahmen zu ergreifen (und sich bei den „Senatoren" Rat dafür zu holen).

Die vielschichtige und widersprüchliche Bedeutung, die dem Alter heute zugesprochen wird, muss nicht für Sie gelten! Ihnen steht es zum Glück frei, sich die „Senatoren-Haltung" anzueignen und sich, wenn Sie das möchten, einen Wirkungskreis zu suchen, in dem Sie konstruktiv mitarbeiten oder einfach präsent sind. Ich möchte Sie ausdrücklich dazu ermutigen, sich Ihre Würde und den Wert Ihrer Lebenserfahrung und Lebensweisheit nicht absprechen zu lassen!

3. | Glaubenssatzarbeit mit Körperrückbindung

Ein Glaubenssatz ist ein inneres Gesetz, das aufgrund von Erfahrungen gebildet wurde, um Sie davor zu bewahren, solche Erfahrungen noch einmal durchleben zu müssen. Glaubenssätze sind also die Resultate von Lernprozessen und dementsprechend tief verankert.[3]

Es gibt erlaubende, gebietende, also antreibende, und verbietende Glaubenssätze, die bewusst, unterbewusst (oder halb bewusst) bisher unreflektiert oder tief verdrängt sein können.

Diese Glaubenssätze bilden miteinander das Glaubenssatzsystem und jeder Mensch bewegt sich innerhalb dieses Systems. Es ist das Knochengerüst unserer Psyche und wir können uns nur so bewegen, wie die „Gelenke" dieses Gerüstes es uns gestatten.

Die mächtigsten Glaubenssätze bilden sich innerhalb der ersten etwa vier Lebensjahre und leider werden etliche davon nicht mehr aktualisiert, sodass sich viele Menschen ihr Leben lang verhalten, als müssten sie sich noch im fortgeschrittenen bis hohen Lebensalter vor den Gefahren ihrer Kindheit schützen und den damaligen Geboten nachkommen.

Die ganzheitlichen Körperübungen bringen Sie in Kontakt mit Ihren altgewohnten inneren Gesetzen, sodass diese deutlich werden und in Ihr Bewusstsein treten können.

Im Folgenden finden Sie eine Anleitung, wie Sie mit einschränkenden Glaubenssätzen unter Einbeziehung des körperlichen Erlebens arbeiten können. Im Anschluss an die Anleitung wird ein konkretes Beispiel geschildert.

---

3   Oliver Unger: Endlich ehrlich zu mir selbst. Windpferd-Verlag 2009.

3.1 Die Anleitungsliste

1. Hinderliche Glaubenssätze erkennen
2. Die Kernaussage finden
3. Die Wirkung spüren
4. Die Änderung erkennen
5. Der bessere Glaubenssatz
6. Die neue Kernaussage finden
7. Die neue Wirkung spüren
8. Mit dem Atmen verbinden
9. Die abschließende Wahrnehmung des hinderlichen Glaubenssatzes

3.2 Die Anleitung

1. *Hinderliche Glaubenssätze erkennen*
   Formulieren Sie Ihre Unzufriedenheit oder das Problem möglichst genau, gern auch schriftlich oder im Gespräch mit einem Partner. Formulieren Sie Ihre Aussage dann in die Ich-Form um (falls noch nicht geschehen).

2. *Die Kernaussage finden*
   Was ist die Essenz Ihrer Aussage? Wie könnte ein Gesetz lauten, das das Problem ausdrückt? Erweitern Sie die Kernaussage um eine Bedingung, also zum Beispiel: „Immer wenn ..., dann ..." oder „... muss so sein, weil (oder ‚sonst') ...".

3. *Die Wirkung spüren*
   Sagen Sie dieses formulierte Gesetz mehrere Male vor sich hin und nehmen Sie wahr, wie Ihr körperliches Befinden sich dabei verändert: Sacken Sie etwas zusammen? Wird Ihre Atmung flacher? Spannen Sie die Schultern an? Wo genau merken Sie diese Reaktion am deutlichsten? Speichern Sie sich diese körperliche Reaktion gut. Sie können sie auch notieren.

4. *Die Änderung erkennen*
   Stellen Sie sich nun vor, woran Sie erkennen würden, dass der altgewohnte Glaubenssatz nicht mehr so viel Macht über Sie hätte. Ginge Ihr Atem frei und fließend? Könnten Ihre Schultern entspannt herabhängen? Schreiben Sie auch das auf.

5. *Der bessere Glaubenssatz*
   Wenn Sie der Gesetzgeber wären, wie würden Sie das Gesetz für diesen Lebensaspekt ändern wollen? Wie müsste es lauten, damit Sie Spielraum haben und sich wohlfühlen? Probieren Sie verschiedene Formulierungen aus. Schreiben Sie die auf, die Ihnen am besten gefällt.

6. *Die neue Kernaussage finden*
   Nun prüfen Sie, ob Sie das Gesetz noch mehr auf den Punkt bringen können. Erweitern Sie es dann, falls noch nicht geschehen, mit „..., weil ...", um auch eine Begründung mit in das Gesetz aufzunehmen.

7. *Die neue Wirkung spüren*
   Sagen Sie sich Ihr neues Gesetz mehrmals laut vor, mit viel Überzeugungskraft, und nehmen Sie dabei Ihre Körperreaktionen wahr. Wo genau ist der Unterschied am deutlichsten? Und was genau spüren Sie dort?

8. *Mit dem Atmen verbinden*
   Schauen Sie noch einmal in Ihren Notizen nach, wo im Körper sich der alte unbekömmliche Glaubenssatz bemerkbar macht. Nun können Sie die Augen schließen und sich ganz bequem hinsetzen, möglichst so, dass Sie Ihren Rücken und Hinterkopf anlehnen und die Unterarme und Hände auf den Tisch oder die Stuhllehnen legen. Lenken Sie beim Einatmen Ihre Aufmerksamkeit auf den Körperort, der mit dem neuen Gesetz verbunden ist. Sie können sich auch vorstellen, dass Sie die Atemluft dorthin lenken. Beim Ausatmen nehmen Sie Verbindung auf mit dem Körperort des alten Gesetzes und stellen sich vor, wie der Stress und die alte Überzeugung mit dem Ausatmen Ihren Körper verlassen. Führen Sie etwa 20 solche Atemzyklen durch. Dann öffnen Sie die Augen und geben sich einen Moment Zeit zur Reorientierung.

9. *Die abschließende Wahrnehmung des hinderlichen Glaubenssatzes*
   Abschließend lenken Sie Ihre Aufmerksamkeit auf den ersten Körperort, an dem Sie den alten Glaubenssatz verankert haben, und nehmen den Unterschied zu vorher wahr. Sagen Sie sich den alten Glaubenssatz noch einmal vor und prüfen Sie, ob er Ihnen nun anders vorkommt.

Führen Sie die Punkte 8 und 9 etwa eine Woche lang jeden Tag einmal durch und legen Sie das Thema dann zur Seite. Nach etwa einem Monat prüfen Sie genau, inwieweit sich der fragliche Lebensaspekt verändert hat.

Für jeden Lebensaspekt können Sie natürlich die Anleitung gesondert durchführen. Sie sollten jedoch nicht mehr als zwei Lebensaspekte gleichzeitig bearbeiten, und diese möglichst etwas zeitversetzt. Also nehmen Sie sich beispielsweise den nächsten Lebensaspekt in dem Monat vor, in dem der andere ruht.

3.3 Das konkrete Beispiel: Frau Baumann und die redselige Nachbarin

Frau Baumann, 73 Jahre alt, trinkt bei schönem Wetter nachmittags ihren Kaffee gern auf ihrem Balkon. Dabei möchte sie gern ein wenig lesen. Nebenan wohnt Frau Huber, etwa gleich alt, die zur gleichen Zeit regelmäßig ihren eigenen Balkon betritt, um mit Frau Baumann zu plaudern, im guten Glauben, dass auch Frau Baumann diese nachmittäglichen Plaudereien schätzt. Diese ist jedoch zornig und ratlos, weil ihr keine Möglichkeit einfällt, Frau Huber verständlich zu machen, dass sie nicht plaudern, sondern in Ruhe lesen möchte.

1. *Hinderliche Glaubenssätze erkennen*
    Frau Baumann schreibt das Problem auf (nicht auf ihrem Balkon!): „Ich traue mich nicht, Frau Huber in die Schranken zu weisen, weil ich sie nicht verletzen und unser Nachbarschaftsverhältnis nicht stören will."

2. *Die Kernaussage finden*
    Sie findet die Kernaussage: „Ich darf mich nicht deutlich gegen Ansprüche verwahren, weil mir die andere Person das nicht verzeihen wird. Und dann ist es schlimmer als vorher."

3. *Die Wirkung spüren*
    Sie sagt den Satz einige Male vor sich hin und spürt, wie ihr ganzer Rücken sich verspannt und sie leichte Kopfschmerzen bekommt.

4. *Die Änderung erkennen*
    Frau Baumann stellt sich vor, was anders wäre, wenn sie eine Lösung für ihr Problem gefunden hätte. Sie merkt, dass sie sich dann entspannen und vor allem den Kopf ganz frei bewegen könnte.

5. *Der bessere Glaubenssatz*
    Das Gesetz, das Frau Baumann sich wünschen würde, lautet: „Ich vertrete meine Grenzen so, dass der andere meinen Wunsch verstehen kann und ihn nicht persönlich nimmt."

6. *Die neue Kernaussage finden*
    „Ich darf meine Grenzen so vertreten, dass ein gutes Verhältnis erhalten bleibt."

7. *Die neue Wirkung spüren*
    Dieser Satz, mehrmals laut ausgesprochen, wirkt sehr ermutigend auf Frau Baumann. Sie fühlt sich belebt und merkt, dass sie offener in die Welt schaut und dass sie dabei ihren Kopf ganz frei aufgerichtet hält. Das findet sie ausgesprochen angenehm. Sie nimmt sich vor, ihre Freundin Frau Wies zu bitten, mit ihr verschie-

dene Möglichkeiten auszuprobieren, wie sie sagen kann, was sie will und was nicht, auf eine Weise, die die andere Person, in diesem Fall Frau Huber, versteht und akzeptiert.

8. *Mit dem Atmen verbinden*
Nun nimmt Frau Baumann eine ganz bequeme Sitzhaltung ein und lenkt ihr Einatmen zu ihren Augen, die sich so frei beweglich anfühlen, und zu ihrem Kopf, der so leicht und aufgerichtet ist. Beim Ausatmen geht ihre Aufmerksamkeit zu ihrem Rücken, wobei sie sich vorstellt, dass die Anspannung mit dem Ausatmen hinausfließt. Das führt sie eine Weile lang durch.

9. *Die abschließende Wahrnehmung des hinderlichen Glaubenssatzes*
Zum Schluss bewegt und streckt sie sich und nimmt dann wahr, dass ihr Rücken deutlich entspannter ist. Sie sagt noch einmal vor sich hin: „Ich darf mich nicht deutlich gegen Ansprüche verwahren, weil mir die andere Person das nicht verzeihen wird. Und dann ist es schlimmer als vorher." Sie merkt, dass der Satz sie nun wesentlich weniger beeindruckt. Sie ruft gleich ihre Freundin an, um ihr von ihrem Plan zu erzählen.

4. | Ohne Körper kein Alter und kein Leben

Leider wird in unserer Kultur eine Trennung zwischen Körper, Geist und Seele vorgenommen, auch auf der sprachlichen Ebene, wie Sie an dieser gängigen Formulierung erkennen. Dabei ist nur der Begriff Körper klar definiert. Unter Geist stellt sich mancher etwas Religiöses oder Spirituelles vor, ein anderer wiederum schlichtweg das Denken und Wissen, also kognitive Prozesse. Der Begriff der Seele ist noch mysteriöser. Psychologen setzen sie natürlich mit der Psyche gleich, womit die Funktionen der Persönlichkeit beschrieben werden, also die Art, wie Menschen denken, handeln, wollen, fühlen, erleben und so fort. Das Wort kommt aus dem Altgriechischen und bedeutet übersetzt „Atem, Hauch" im Sinne des belebten, also des Lebe-Wesens, im Unterschied zu „unbeseelten Dingen", wie es im Deutschen ja auch so schön heißt. Das deutsche Wort Seele stammt übrigens von „See" ab, also bedeutet See-le so viel wie „kleiner See" (so wie in Kasper und Kasper-le), was auf ein schon in alten Zeiten vorhandenes Wissen deutet, wonach die Gemütsverfassung von den Flüssigkeiten im Körper (die ja so gesehen einen kleinen inneren See bilden) bestimmt wird, nämlich von den Hormonen (wobei dieses altgriechische Wort wiederum für „Antrieb" oder „Erregung" steht).

So wird deutlich, dass der Körper eigentlich unteilbar ist: Seele und Geist, Persönlichkeit, Identität und Ich-Gefühl sind Ausdrucksweisen von körperlichen Vorgängen.

4.1 Der Körper als Ausdrucksmittel der Persönlichkeit

Als sozial veranlagte Lebewesen haben wir eine sehr feine Wahrnehmung für die Befindlichkeit unserer Mitmenschen. Während wir die aktuelle Körpersprache eines anderen im Allgemeinen recht genau deuten können, ist es den meisten Menschen ein Rätsel, wieso sie den einen sympathisch, den anderen abstoßend, den Dritten langweilig, den Vierten aufregend und so weiter finden.

Das erklärt sich daraus, dass wir nicht nur eine aktuelle Körpersprache sprechen (sowohl bewusst gesteuert als auch unwillkürlich), sondern dass außerdem unser Körper grundsätzlich seine Rahmenbedingungen und prägenden Erfahrungen ausdrückt, ähnlich wie ein Baum, dem anzusehen ist, ob ihn ein Blitz traf, ob er vielen Stürmen ausgesetzt war, ob er in Mangel oder Fülle aufgewachsen ist, im Licht oder im Schatten und so weiter.

So wird sich zum Beispiel jemand, der gerade eine Gesangsausbildung absolviert und besonders darauf achtet, frei und fließend zu atmen, in der Gegenwart einer Person, die ein sehr flaches Atemmuster hat (unabsichtlich und ohne dass es ihr selbst auffällt), unbehaglich und beklommen fühlen und nicht sagen können, wieso.

Das Geheimnis ist einfach zu lüften: Die vegetativen, also unwillkürlichen Vorgänge und Zustände wirken ansteckend (vegetative Resonanz). Denken Sie beispielsweise an Lachen, Gähnen, Feierlaune, Hektik oder Panik.

Dazu kommt, dass unser Körper mit seiner Lieblingshaltung und Struktur zeigt, wie er von seiner Lebensgeschichte geprägt wurde: Hält sich jemand betont aufrecht (Signal: „Ich lasse mich nicht unterkriegen!") oder schiebt er beim Stehen und Gehen den Kopf weit vor die Schultern (Signal: „Erst mit den Sinnesorganen die Umgebung sichern, dann kommt der Rest von mir nach!") oder wirkt der Körper in sich zusammengesunken (Signal: „Es nützt ja doch nichts!")?

Dann kommt es ganz darauf an, wie die verkörperten Lebenserfahrungen der sich begegnenden Personen zueinander passen: Die hoch aufgerichtete, die sich gegen die Resignation anstemmt, und die sichtlich resignierte werden sich gegenseitig vielleicht nur schwer ertragen können, ohne sagen zu können, warum. Sie erinnern einander an schlimme Zeiten, die sie mit unterschiedlichen Haltungen und Strategien überlebt haben, in diesem Fall der eine mit Trotz, der andere mit Aufgeben.

Ebenen der Körpersprache
Bewusste Körpersignale wie Mimik, Gestik, Motorik
Unwillkürliche und meist unbewusste Körpersignale
Körperhaltung und Körperstruktur als verkörperte Lebensgeschichte

4.2 Der Körper als Gedächtnisspeicher und Denk-Instrument

Wie der vorherige Abschnitt zeigt, gibt es mehr als nur ein Gedächtnisarchiv. Zurzeit wird das sogenannte Bauchhirn als eigener Gedächtnisspeicher wissenschaftlich erforscht.[4]
Aus der psychotherapeutischen Körperarbeit ist bekannt, dass außerdem noch jeder Körperbereich seine eigenen Erinnerungen hat und letztendlich jede einzelne Körperzelle einen Teil der Erinnerungen speichert.

Ein Beispiel: Frau Anders konnte es noch nie leiden, wenn jemand sie am Handgelenk festhielt. In letzter Zeit muss sie häufiger zum Arzt, der jedes Mal beiläufig ihre Hand nimmt, um den Puls zu fühlen. Sie wird von Mal zu Mal wütender und panischer: „Ich könnte aus der Haut fahren. Besonders weil er vorher nicht ankündigt, was er machen will, und dass ich mich völlig überrumpelt fühle, lässt mich furchtbar erschrecken. Am liebsten würde ich schreien und meine Hand wegreißen, aber das macht man ja nicht. Nach dem Arztbesuch bin ich immer ganz fertig!"

Im Laufe unserer Arbeit stellt sich heraus, dass Frau Anders mit neun Jahren eine Mandeloperation erlebte. Sie hatte sich vor dem Eingang des Krankenhauses geweigert, es zu betreten, und musste zappelnd und schreiend hineingetragen werden. Wie es damals üblich war, wurde sie abgegeben, die Eltern gingen wieder heim. Das Mädchen wurde auf eine Liege geschnallt, an den Hand- und Fußgelenken fixiert und bekam dann die Betäubungsspritze, alles blitzschnell und ohne dass jemand mit ihr sprach. Ihr wird nun klar, dass dieses ganze Erlebnis, die ohnmächtige Wut und die Panik, das Ausgeliefertsein, wieder aktiviert wird, wenn jemand, insbesondere natürlich ein Arzt, ohne ihr Einverständnis ihr Handgelenk festhält und auch noch drückt.

In diesem Fall sind Übungen zur Abgrenzung und direkten Aussprache hilfreich. Frau Anders ist sehr stolz auf sich, als es ihr gelingt, beim nächsten Praxisbesuch dem Arzt zu sagen, dass er bitte nicht ihren Puls fühlen soll, weil sie das ganz schlecht verträgt. Er ist überrascht, sagt aber verständnisvoll: „Das ist ja kein Problem, ich kann genauso gut mit dem Stethoskop Ihren Herzschlag abhören."

Die Bearbeitung des zugrunde liegenden Operationstraumas dauert natürlich etwas länger, ist aber für Frau Anders gut zu bewältigen. In diesem Fall hatten die Handgelenke einen enormen Stress als Erinnerung an eine traumatische Situation gespeichert und durch die Einladung in der therapeutischen Situation an das Gehirn und ans Bewusstsein weitergeleitet.

---

4   Artikel im Geo-Magazin Nr. 11/00, „Wie der Bauch den Kopf bestimmt", nachzulesen unter ↗ http://www.geo.de/GEO/mensch/medizin/686.html.

Gedächtnisarchive und Erinnerungsspeicher	Ort	Art der Erinnerung
Bewusstes Gedächtnis	Großhirn	„Präsenzwissen", bewusst abrufbar
Emotionales Gedächtnis	Limbisches System	Gefühlsverwaltung aufgrund emotionaler Erinnerungen
Instinktgedächtnis	Stammhirn	Steuerung von Suchen und Meiden (Basisreflexe wie Flucht, Angriff, Erstarren), allgemeine Gefahren-signale oder erstrebenswerte Situationen, Befriedigung der Grundbedürfnisse wie Hunger, Durst, Wärme, Sicherheit
Stimmungsgedächtnis, Ahnungen, Anmutungen, sich wohl- oder unwohl fühlen, bekömmlich oder nicht	Bauchhirn	Intuition, viele Einzelfaktoren zu einem Gesamtbild fügen, Entscheidungshilfe („Das fühlt sich richtig an")
Gedächtnis für spezielle einschneidende Erlebnisse eines Körperteils	Körperbereiche (zum Beispiel Gliedmaße, Organe)	Spezielle Warnungen und Motivationen
Gesundheit und Krankheit	Einzelne Körperzellen	Verwundungen und Heilungen, Degeneration und Regeneration

Alle Gedächtnisspeicher sind miteinander vernetzt, tauschen Daten aus und wirken auf diese Weise aufeinander ein.

Wenn bestimmte Gedächtnisinhalte mit bestimmten Gefühlen und bestimmten Orten im Körper verknüpft sind, nennt man das eine „Verankerung". Nach dem gleichen Prinzip funktionieren auch Eselsbrücken.

Wir bauen also so etwas wie mehrdimensionale Eselsbrücken:
Wissen → Stichwort + Gefühl + Körperort.
Dieses Prinzip können Sie sehr gut nutzen, um sich alles Wichtige zu merken.

Ein Beispiel:

1. Nehmen wir an, es ärgert Sie, dass Sie zahlreiche Regenschirme irgendwo haben stehen lassen, was wohl jedem schon passiert ist. Wenn Sie das nächste Mal einen Regenschirm mitnehmen, nehmen Sie sich einen Moment Zeit, bevor Sie aus dem Haus gehen, und merken sich zunächst die Anzahl der beweglichen Sachen, die Sie mitnehmen, beispielsweise drei: Handtasche, Regenschirm, Einkaufstasche.

2. Dann konzentrieren Sie sich auf das Gefühl, das Sie haben, wenn Sie alle drei Dinge bei sich haben, also das Signal Ihres Körpers für „Alles in Ordnung!". Wird das nicht so ohne Weiteres deutlich, können Sie sich auch das Gegenteil vorstellen, also den Moment, in dem Sie merken, dass Sie ohne Regenschirm nach Hause gekommen sind. Vielleicht merken Sie Ärger, und zwar besonders deutlich daran, dass Ihre Bauchmuskeln sich zusammenziehen und Sie die Zähne zusammenbeißen. Dann stellen Sie sich intensiv vor, dass Sie alle Dinge wieder nach Hause gebracht haben. Vielleicht merken Sie nun, dass Ihr Bauch wieder weiter und der Kiefer locker wird. Außerdem fühlen Sie sich erleichtert und merken das daran, dass Ihre Schultern locker hängen können.

3. Sagen Sie nun beim Verlassen des Hauses laut: „Drei Dinge", fassen Sie mit einer Hand um die andere Schulter (weil sich dort bei Ihnen ein Körperanker für „Alles in Ordnung" befindet) und drücken Sie sie wohlwollend und angenehm herzhaft. Nehmen Sie sich vor, auf Ihrem Einkaufsrundgang bei jedem Verlassen eines Gebäudes „Drei Dinge" zu denken oder, wenn möglich, laut auszusprechen und sich Ihren angenehmen Händedruck an der Schulter vorzustellen. Selbst wenn Sie den Schirm haben stehen lassen, merken Sie es auf diese Weise gleich beim Verlassen und können sofort wieder in den Laden gehen und ihn holen (und das gute, stimmige Gefühl genießen, wieder alle drei Dinge beieinander zu haben).

Es gibt unzählige Gedächtnis- und Erinnerungshilfen, die auch noch Spaß machen.[5] Sie sparen sich viel Stress durch Vergesslichkeit, wenn Sie sich vor Augen halten, dass es viele Orte im Körper gibt, an denen Sie Ihr Wissen speichern.

---

5   Reinhold Vogt: Gedächtnistraining in Frage und Antwort. Junfermann-Verlag 2007.

4.3 Der Körper als spirituelles Fahrzeug

Auch Freude, Andächtigkeit, sich als Teil von etwas Größerem fühlen, sich seines Lebenssinns sicher zu sein sind körperliche Vorgänge und Verfassungen.[6] Wenn Ihre Körperzellen frei pulsieren können und Ihre Lebensenergie so strömen kann, wie es ihrer Selbstregulation entspricht, erleben Sie jeden Tag ganz frisch und staunend wie ein kleines Wunder. Sie brauchen sich nicht grübelnd nach dem Sinn des Lebens zu fragen und übergeben Sorgen und Ängste gern und vertrauensvoll an das größere Bewusstsein, als dessen Teil Sie sich fühlen. Der Sinn des Lebens stellt sich dann ganz von selbst heraus als „einfach zu leben und dabei so viel vielfältige Lebendigkeit und Freude zu empfinden und mit anderen zu teilen wie möglich."

Doch bis zu diesem inneren Zustand ist es für uns westliche, grundsätzlich eher angespannte und unter Druck aufgewachsene Menschen meist ein langer Weg. Um zum Beispiel eine Angst, die sich nicht auf eine aktuelle Situation bezieht, sondern grundsätzlich ist, vertrauensvoll abgeben zu können, ist es nötig, sie wirklich zu spüren und dann (zum Beispiel durch Ausatmen) loszulassen.

Die Übungen in diesem Buch sind so zusammengestellt, dass sie Sie diesem Ziel näherbringen können.

4.3.1 50 bis 60: Die Zeit der Weichenstellung

In dieser Lebensphase entscheidet es sich, ob Sie wie bisher weiterleben wollen oder ob Sie bereit sind, sich mit den Veränderungen, die das Alter mit sich bringt, zu beschäftigen; ob Sie sich genauer als bisher wahrnehmen wollen oder erste Anzeichen des Alterns ignorieren möchten.

Bei Frauen setzt nun die Menopause ein, was sich nicht nur körperlich auswirkt, sondern auch auf das bisherige Selbstbild und Selbstverständnis, auf die bisherigen Rollen und nicht zuletzt auf den Selbstwert. Männer geraten in vielen Fällen spätestens jetzt in die berühmte Midlife-Crisis und wollen sich ihres Wertes manchmal mit kuriosen Mitteln vergewissern.

Viele Menschen werden in dieser Zeit erwachsene Eltern, deren Kinder aus dem Haus gehen, und sogar Großeltern, was die bisherigen partnerschaftlichen und familiären Gefüge stark verändert.

---

6   Alexander Lowen: Die Spiritualität des Körpers. Heyne-Verlag 1991.

Auch dass beruflich nun nicht mehr „alles geht", sondern der Gipfel der Karriere bei den meisten Menschen erreicht sein dürfte, muss verdaut werden und der Ruhestand mit all seinen Konsequenzen blinzelt über den Horizont.

Gut beraten ist, wer sich immer wieder einmal Zeit nimmt, um in sich zu gehen und sich klarzumachen, was ihm wichtig ist, wie er mit den Veränderungen umgehen möchte und was nötig ist, um diesen Kurs zu halten.

4.3.2 60 bis 70: Das Nachlassen der Panzerung nutzen

Dass in dieser Lebensphase die Kräfte allmählich etwas nachlassen, erleben die meisten Menschen als Nachteil. Meiner Einschätzung nach handelt es sich nicht so sehr um ein Phänomen, das zwangsläufig mit dem Alter verbunden ist, sondern eher darum, dass der Körper unter der Last der vielen Jahre, die er gehemmt, gebremst, blockiert und in widersprüchliche Ansprüche verwickelt verbringen musste, streikt wie ein gequältes Tier und allmählich resigniert.

Unter diesem Aspekt betrachtet, kann das Nachlassen der Kräfte durchaus ein Vorteil sein, denn auch die bisherigen Schutzhaltungen werden schwächer, die zurückgehaltenen Emotionen werden zugänglicher und können besser wahrgenommen und integriert werden. Zudem wurde bis zu diesem Zeitpunkt reichlich Lebenserfahrung gebildet, die sehr unterstützend und stabilisierend wirkt, wenn bisher nicht erledigte Themen auftauchen. Daher lohnt sich in diesem Alter die ganzheitliche Körperarbeit ganz besonders. Sogar die sich nun einstellenden Symptome und Krankheiten können als Verbündete gesehen werden, denn ich habe in meiner langjährigen Praxis bei meinen Klienten tatsächlich noch keine Krankheit oder Beeinträchtigung gefunden, die nicht in einem speziellen Zusammenhang mit den bisherigen Lebenserfahrungen und -ereignissen stand.

Zusammenfassend lässt sich sagen, dass Sie in der Dekade von 60 bis 70 Jahren entscheidend dazu beitragen können, dass Sie Ihr hohes Alter rüstig, körperlich und geistig rege und bereichernd für Ihr Umfeld verbringen.

4.3.3 70 bis 80: Beweglichkeit sichern

Auch wenn Sie erst jenseits der 70 anfangen, sich ganzheitlich körperlich zu betätigen, können Sie noch sehr viel bewirken. Der besagte hundertjährige Inder begann erst mit über 80 Jahren nach 70 Jahren Trainingspause wieder zu trainieren. Es dauert länger, bis der Körper auf die Trainingsreize reagiert, aber je nach Ihrem aktuellen Gesundheitszustand können Sie sich tatsächlich, gerade was Ihre Beweglichkeit betrifft, noch sehr viel zurückerobern.

Der Grad der körperlichen Flexibilität geht immer einher mit der geistigen und seelischen Bewegungsfreude. Also räumen Sie parallel zu Ihrer körperlichen Regeneration auch auf mit denjenigen Ihrer Glaubenssätze und Prinzipien, die Sie schon lange einschränken und die seit vielen Jahren nicht mehr der Realität entsprechen, in der Sie leben (wie im Kapitel „Glaubenssatzarbeit" auf Seite 30 beschrieben).

In dieser Lebensphase steht auch an, dass Sie Ihre Lebensbilanz ziehen:
1. Was für ein Mensch sind Sie geworden?
2. Welche wichtigen Erkenntnisse haben Sie gewonnen?
3. Welche Fehler haben Sie gemacht und was haben Sie versäumt oder unterlassen? Tut es Ihnen leid? Wie können Sie sich damit versöhnen und eventuell etwas wiedergutmachen?
4. Konnten Sie Ihre wichtigen Lebensziele erreichen und die Ihnen wichtigen Erfahrungen machen?
5. Was steht noch aus? Was davon ist Ihnen wirklich wichtig?
6. Wie können Sie diese Erfahrungen noch anstreben und erleben?
7. Was aus Ihrem Leben und Ihren Erfahrungen und Erkenntnissen möchten Sie Ihren Mitmenschen zukommen lassen und in welcher Form? Welche Unterstützung brauchen Sie dafür und wie können Sie sie bekommen?

4.3.4 80 plus: Die Todesblüte

Vor Kurzem unterhielt ich mich mit einem Kollegen, der stark auf die 80 zugeht. Wir hatten uns länger nicht gesehen und ich staunte, wie fröhlich und entspannt er war. Er erzählte, dass er eine Art „Erntezeit" erlebe, so als ob sich viele Kreise seines Lebens schließen und die damit verbundenen Lebensthemen sich lösen würden. Er fühle sich locker, zuversichtlich und gesund. Und genieße das Leben in bisher nicht gekannter Tiefe und Fülle, egal wie lange es nun noch dauern würde. Diese Verfassung nannte er selbst „Todesblüte", mit einem Schmunzeln und Augenzwinkern.

Er erzählte mir, wie er seine Zeit gestaltet: Einige Stunden in der Woche arbeitet er noch, ansonsten geht er jeden Tag mehrere Stunden spazieren. Außerdem pflegt er seine Freundschaften und den Kontakt zu seinem erwachsenen Sohn und dessen Familie. Er baut auch gezielt neue Bekanntschaften auf, mit Menschen, die er gern näher kennenlernen möchte. Er hat einige Hobbys, denen er begeistert nachgeht. Er beschäftigt sich interessiert und wohlwollend mit seiner Familiengeschichte und verbindet sich innerlich mit seinen Ahnen. Außerdem beschäftigt er sich mit den verschiedenen Theorien über das Jenseits und bildet seinen eigenen Standpunkt um und aus. Auf diese Weise fühlt er sich, so seine Worte, mit einem Fuß gut und gern verankert im diesseitigen Leben und mit dem anderen Fuß behutsam ins Jenseits tastend.

Dieses Gespräch hat mich tief beeindruckt. Ich bewahre es mir als prägendes Beispiel dafür auf, zu welch einem wunderbaren „Schlussakkord" mit offenem Ende ein selbstehrliches und sich viele Jahre für mehr Bewusstwerdung einsetzendes Leben führen kann.

Und natürlich wünsche ich dem Kollegen von Herzen noch viele solche sonnigen, erfüllten und leichten Jahre!

Teil 2

ÜBUNGEN

5. | Körper, Geist und Seele vitalisieren: So wirkt ganzheitliche Körperarbeit

5.1 Pulsation und Rhythmen

Lebendige und gesunde Zellen pulsieren. Das gilt für alle Zellen, sei es eine Amöbe, eine Pflanzen- oder Tierzelle oder eben eine unserer Körperzellen.

Harte, dichte Zellen wie Zahnbein- oder Knochenzellen pulsieren weniger intensiv und langsamer, weiche und stark wasserhaltige Zellen pulsieren deutlicher und schneller.

5.2 Die Symphonie des Lebens

In einem gesunden Organismus halten die einzelnen Zellen untereinander Kontakt und stimmen sich mithilfe der Pulsationen ständig neu aufeinander ein und miteinander ab. Auf diese Weise entstehen im Körper fortwährend viele unterschiedlich schnelle Pulsationsrhythmen, die sich in einer ganz leichten Grundvibration bemerkbar machen.

Wir können uns das vorstellen wie ein Orchester, in dem jedes einzelne Instrument seine eigene Melodie spielt. Aufeinander abgestimmt ergeben alle Instrumente zusammen eine harmonische Symphonie mit wechselnden Melodien.

5.3 Der Lebensstrom

Subjektiv wird dieser gesunde Grundzustand als „Strömen" und „Fließen" erlebt, was mit einem intensiven Gefühl von Richtigkeit und Stimmigkeit, einem „grundsätzlichen Glücksgefühl" und als Verbundenheit und Einheit mit der Welt einhergeht. Wilhelm Reich nannte diesen Zustand den Libidostrom[7], Gerda Boyesen das unabhängige Wohlbefinden[8].

---

7   Wilhelm Reich: Frühe Schriften 1920 bis 1925. Kiepenheuer & Witsch 1997. Bzw. Wilhelm Reich: Frühe Schriften II. Fischer-Verlag 1985.

8   Gerda Boyesen: Über den Körper die Seele heilen. Kösel-Verlag 1994.

In diesem Zustand regeneriert der Körper. Alle Stoffwechselvorgänge und andere Selbstregulationen laufen ungestört und optimal ab. Ebenso werden auch die genetischen Vorgaben erfüllt. Der Alterungsprozess verläuft so, wie es der persönlichen genetischen Vorgabe entspricht. Die Lebensuhr tickt sanft ihrem natürlichen Ende entgegen.

Das ist natürlich der optimale Grundzustand und ihm wollen wir uns mit unserem Übungsprogramm nähern.

5.4 Biologische Zyklen

Wie konnte dieser Zustand verloren gehen? Unter chronischem Stress lässt die Fähigkeit der Körperzellen zur Pulsation und Regeneration beträchtlich nach. Allerlei Störungen des psychischen, mentalen und körperlichen Gleichgewichtes sind die Folge.

Für die Antwort brauchen wir außerdem noch ein Verständnis für die biologischen Zyklen, die unser Gesamtorganismus durchlebt: Aus der Ruhe heraus sucht er die Herausforderung einer Aktivität, um sich intensiv tätig zu erleben, sei es als Aktion, also selbst initiiert, oder als Reaktion auf einen Außenreiz, zum Beispiel eine Begegnung. Wenn sein aktuell stimmiges Maß an Sinneseindrücken und Erlebensdichte und -dauer erreicht ist, geht er entweder gern wieder in den Ruhezustand, um das Erlebte zu verdauen, zu sortieren, zu behalten und zu integrieren, was er brauchen kann, und um auszuscheiden, was überflüssig, unstimmig oder schädlich ist. Oder er geht in den Ausdruck, um das Erlebte anderen mitzuteilen oder sich selbst damit zu konfrontieren und es auf diese Weise besser verstehen und verarbeiten zu können. Diese Ausdrucksphase kann auch nach der Ruhephase kommen.

Dieser Zyklus läuft in kleinen und in großen Dimensionen ab, auch simultan. So sind wir im Winter eher häuslicher und machen eine längere regenerative Phase durch, während wir gleichzeitig unseren Schlaf-Wach-Zyklus in etwa beibehalten.

Unser Körper hat ein tiefes Bedürfnis danach, diese Zyklen in Hinsicht auf Ruhe und Aktivität, Sicherheit und Herausforderung zu durchleben. Ausschließlich in der Sicherheit der eigenen Wohnung zu bleiben befriedigt also auf die Dauer nicht. Begeben wir uns aber hinaus in die Welt, um unsere Abenteuerlust zu stillen und Herausforderungen zu meistern, gehen wir auch Risiken ein.

Für die mögliche Begegnung mit Gefahren und bedrohlichen Situationen sind wir mit einigen Basisreflexen ausgestattet: dem Fluchtreflex, dem Angriffsreflex und dem Stillhaltereflex. Diesen dreien stelle ich noch den Beschützerreflex zur Seite. Diese

Reflexe laufen ohne Mitwirkung der Willenskraft ab. Der Körper weiß, was er zu tun hat, und er kann es schneller, als wenn wir unsere Handlung erst durchdenken, planen und abschätzen würden. Für jeden dieser Reflexe wird blitzartig viel Energie bereitgestellt: die Stresshormone. Sie werden durch die Handlungen, die ja Höchstleistungen erfordern, verbraucht.

5.5 Die Kurve kriegen

Wir erleben also eine Anspannungs-, Ladungs-, Entladungs- und Entspannungs-kurve, bis wir uns wieder in Sicherheit befinden und uns beruhigen können:

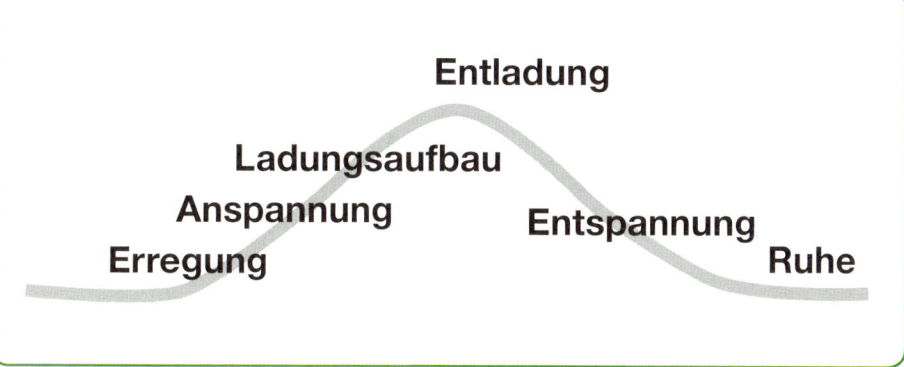

In vielen Situationen brauchen wir mehrere Entladungsschritte:

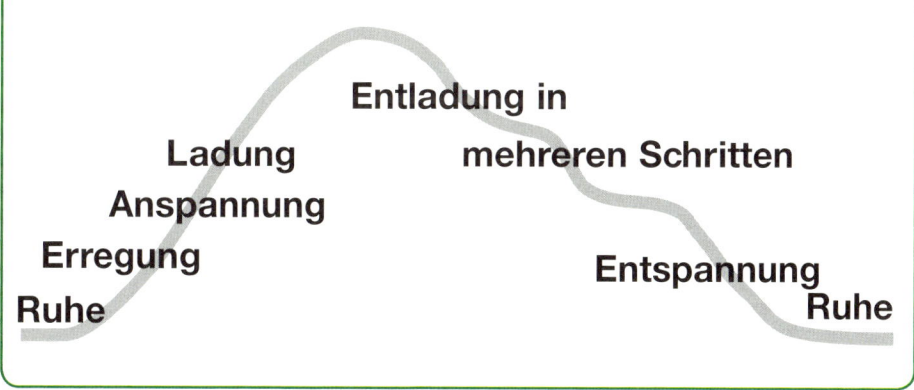

Ein solcher Zyklus wird subjektiv als höchst aufregend, aber auch als befriedigend erlebt. Wir gehen mit einem Triumphgefühl und einer neuen Erfahrung daraus hervor.

Die biologischen Zyklen müssen mit der aktuellen äußeren Situation immer neu abgestimmt werden. Es bedarf etwa der ersten zehn Lebensjahre, um diese Aussteuerung zu lernen.

Unter den gegenwärtigen gesellschaftlichen Bedingungen (und in den Generationen vor uns noch deutlicher) wird den heranwachsenden Kindern leider grundsätzlich zu wenig Zeit und Unterstützung eingeräumt, um sich diese Steuerung anzueignen.

Zu früh, nämlich mit sechs Jahren ab der Einschulung (und in vielen Familien noch wesentlich früher), wird von Kindern verlangt, dass sie ihren Schwerpunkt vom Gesamterleben verlagern in den kognitiven Bereich, dass sie also Wissen aufnehmen, ohne selbst regulieren zu können, was, wie viel und auf welche Weise. Auch der Ausdruck des Erlebten wird ab jetzt kanalisiert. Das hat zur Folge, dass zum Beispiel die Bewegungsimpulsivität (Psychomotorik) ab jetzt von ihnen kontrolliert statt reguliert wird, was in diesem Alter nur durch das Unterdrücken einer breiten Palette von Bewegungsimpulsen gelingt.

Da nun der eigene Körper mit seinen Regungen als bedrohlich erlebt wird (zum Beispiel durch Bestrafung bei Herumlaufen im Klassenzimmer), wächst auch diese Generation mit einer „stecken gebliebenen" Stressladung auf. Diese setzt sich zusammen aus vielen festgehaltenen Bewegungs- und Emotionsimpulsen und einer erhöhten Grundanspannung. Das hat wiederum weitreichende Auswirkungen auf die Willkürmuskulatur, den Hormonstoffwechsel (das Gehirn betreffend sprechen wir dann vom Transmitterstoffwechsel), die Lebensanschauung, den Umgang mit sich selbst und in der Folge den Umgang mit allen Mitgeschöpfen und der Natur.

So können manche Ladungs-Entladungskurven nicht mehr vollständig abgeschlossen werden, sondern verbleiben in der Anspannung:

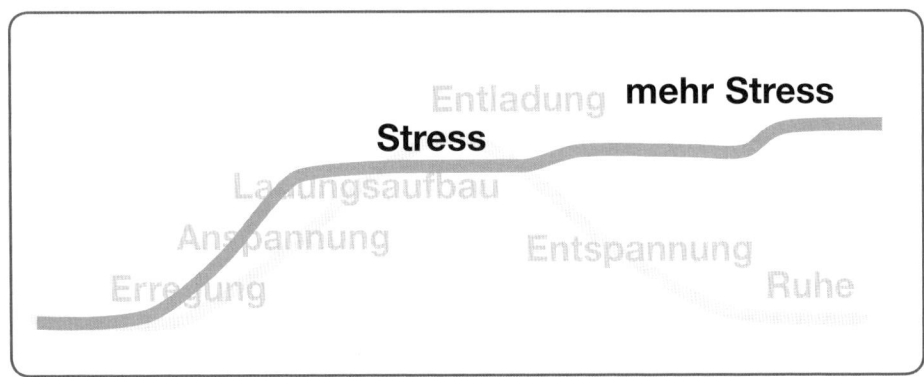

Was leider bei vielen Menschen nicht stattfindet, ist die Reifung der Steuereinheit. Sie haben als Kinder gelernt, diejenigen ihrer Emotionen und Impulse, ihrer Befindlichkeiten und Gefühle, die ihrem Umfeld unwillkommen waren, beiseite zu stellen, niederzuhalten, zu verdrängen oder abzuspalten.

Alexander Lowen nannte die Fähigkeit, die inneren Vorgänge bewusst wahrzunehmen und gleichzeitig mit den aktuellen äußeren Bedingungen zu koordinieren (denn was nützt der schönste Aggressionsimpuls, wenn er sich gegen den Chef wendet und, ausgelebt, die eigene Entlassung zur Folge hätte?), das Containment, also die Fähigkeit, Erregung (Gefühle, Impulse und Reaktionen) in sich wahrzunehmen (und eben nicht zu verdrängen), sie aber nicht ungebremst auszuleben, sondern flexibel einzudämmen und der Situation angemessen auszudrücken.

5.6 Das Alter zeigt die Kindheit

Je nachdem, welche Art von Impulsen am meisten zurückgehalten werden mussten, zeigen sich später die Stressfolgen. So werden zum Beispiel die Bandscheiben zusammengedrückt, wenn die Muskeln der Rückenstrecker einen chronisch erhöhten Muskeltonus aufweisen. Dadurch können sie sogar vorfallen.

Einige Zahlen dazu – „Rückenschmerzen verursachen jedes Jahr in Deutschland:
- 18 Milliarden Euro Kosten
- 3,7 Millionen AU-Fälle (AU = Arbeitsunfähigkeit)
- 75,5 AU-Tage (im Mittel 21 Tage, 6 mehr als der Durchschnitt)
- über 53.610 Frühberentungen (18 % aller Fälle)
- über 270.000 stationäre Behandlungsfälle
- 331 Krankenhausfälle je 100.000 Einwohner
- 4,1 Millionen vollstationäre Behandlungstage
- 1,8 % aller Krankenhausfälle
- 2,2 % aller Krankenhaustage
- in 22 % aller Fälle war Krankenhausbehandlung operativ"[9]

In den Jahren etwa von 1930 bis 1950, als die heutigen Senioren von fünfundsechzig Jahren aufwärts ihre Kindheit erlebten, fand nicht nur ein Krieg samt Nachkriegszeit statt, sondern es herrschte auch eine rigide und gewaltsame, auf Gehorsam und Disziplin ausgerichtete Erziehung und Pädagogik. In Kriegszeiten ist das Hauptanliegen der Bevölkerung das Überleben, für Zuwendung und Fürsorge für die kleinen Küm-

---

9   Quelle: ↗ http://www.medizinisches-versorgungszentrum-koblenz.de/chronischerueckenschmerzen/index.htm.

mernisse und großen Ängste der Kinder war wenig Gelegenheit, geschweige denn, dass die Anspannungen ihren natürlichen Ausdruck finden konnten.

Herz-Kreislauf-Erkrankungen machen zusammen mit Arthrose die beiden häufigsten Erkrankungen im Alter aus:[10]

Männer zwischen 65 und 74 Jahren	Frauen zwischen 65 und 74 Jahren
■ **Arthrose, Herzinfarkt** ■ Chronische Bronchitis ■ **Angina pectoris** ■ Venenschwäche ■ Diabetes ■ Trübung der Augenlinse ■ Demenz ■ Glaukom ■ Depression	■ **Arthrose** ■ **Angina pectoris** ■ Diabetes ■ Trübung der Augenlinse ■ Depression ■ Chronische Bronchitis ■ **Herzinfarkt** ■ Venenschwäche ■ Brustkrebs ■ Durchblutungsstörungen des Gehirns
Männer ab 75 Jahren	**Frauen ab 75 Jahren**
■ Chronische Bronchitis ■ **Arthrose** ■ **Angina pectoris** ■ **Herzinfarkt** ■ Trübung der Augenlinse ■ Venenschwäche ■ Demenz ■ Diabetes ■ Durchblutungsstörungen des Gehirns ■ Glaukom	■ **Arthrose** ■ Trübung der Augenlinse ■ **Angina pectoris** ■ Demenz ■ Diabetes ■ Venenschwäche ■ **Herzinfarkt** ■ Depression ■ Chronische Bronchitis ■ Osteoporose

Eine Ursache für Arthrose ist die jahrzehntelange falsche Belastung der Gelenke durch Verzerrung der Körperarchitektur, die wiederum verursacht wird durch chronische Über- und Unterspannungen der Skelettmuskulatur, zum Beispiel durch ein chronisches sogenanntes Schreckreflexmuster.

Im Schreckreflex ziehen sich alle Gelenkbeugemuskeln ruckartig zusammen und die Streckmuskeln werden übermäßig gedehnt. Folgen Schreckmomente schneller aufeinander, als der Organismus sich entspannen und wieder zu seiner Homöosta-

---

10   Quelle: ↗ http://www.medizinfo.de.

se zurückfinden kann (dem gesunden Gleichgewicht beziehungsweise seiner Pulsation), bleiben die Über- und Unterspannungen erhalten und bilden miteinander das Schreckreflexmuster.

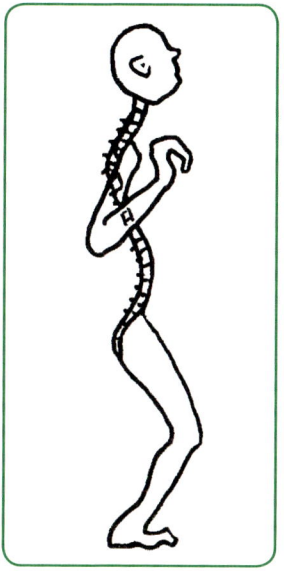

Das Schreckreflexmuster

Diese chronisch angespannte Verfassung der Muskulatur ist den meisten Menschen gar nicht bewusst, denn ein lang anhaltender Schmerz, für den es keine Lösungsstrategie gibt, wird vom Bewusstsein ausgeblendet, der Bereich verschwindet aus der Wahrnehmung, aus der Identität. Zurück bleibt der Schmerz, der sich immer wieder meldet und mit noch mehr Aufwand zurückgedrängt wird. Kein Wunder also, dass „der Körper" wie von außen betrachtet und wie ein Sportgerät oder wie eine Maschine behandelt wird.

Die ganzheitlichen Körperübungen bewirken, dass Sie durch gezielte Dehnungen, Bewegungen, emotionalen Ausdruck und Erlebnisse in der Begegnung mit anderen Menschen diese „verloren gegangenen" Körperbereiche wieder spüren und zurückerobern, wieder zu „Das bin ich" umwandeln.

Herz-Kreislauf-Erkrankungen können auf zu viel und zu lang anhaltenden negativen Stress (Dysstress) zurückgeführt werden, wobei der Organismus in den ersten Lebensjahren seine grundsätzliche Stressverwaltung lernt und an die Gegebenheiten anpasst. So wundert es nicht, dass reine Entspannungsmaßnahmen bei Weitem nicht den Wirkungsgrad und Langzeiteffekt haben, wie sie ihn eigentlich bringen müssten, denn wenn der Stress nicht bis zu seinen ursprünglichen Motoren aufgespürt und dort zur Ruhe gebracht wird, macht er sich immer wieder bemerkbar.

Beispiel für einen ursächlichen Stressmotor: Herr Hoffmann kommt zu Sitzungen, weil er, wie er sagt, dem Stress seiner ehrenamtlichen Tätigkeit nicht länger gewachsen ist. Vor seinem Ruhestand war er Redakteur und so hat er vor Jahren die Aufgabe übernommen, für ein großes Hilfswerk die Pressearbeit zu erledigen, Interviews zu geben und Projekte zeitnah in den Medien zu platzieren. „Ich halte den Zeit- und Termindruck nicht mehr aus. Schon bei dem Gedanken daran, dass ein Termin naht, bekomme ich Herzklopfen, verkrampfe mich, bekomme kaum noch Luft, kann nicht mehr schlafen und möchte am liebsten auswandern, und zwar sofort, ohne vorher noch zu packen." Hier macht sich ein starker Fluchtimpuls bemerkbar.

Ich frage Herrn Hoffmann, ob diese Reaktion zum ersten Mal bei ihm auftritt. „Nein", sagt er, „ich hatte schon früher Probleme damit. Mein Hausarzt empfahl damals autogenes Training, was ich auch umsetzte. Ich habe mich dann selbst weiter mit Entspannungsverfahren beschäftigt und auch die Muskelentspannung nach Jacobson und Meditation ausprobiert. Das hat alles eine Zeit lang geholfen, dann fing es wieder an. Auch eine Verhaltenstherapie habe ich damals begonnen und dabei gelernt, wie ich mit dieser quälenden Anspannung etwas besser fertig werde. Aber es ist ja nicht gelöst und jetzt, wo ich doch freiwillig arbeite, mich engagiere für eine gute Sache, bin ich überhaupt nicht mehr bereit, das auszuhalten."

Im Laufe der nächsten Sitzungen finden wir eine Schlüsselszene in der Lebensgeschichte von Herrn Hoffmann. Er ist der Älteste von drei Geschwistern. Sein Vater starb noch vor seiner Geburt und in seinen ersten fünf Lebensjahren musste ihn seine Mutter, die später wieder heiratete, allein aufziehen. Sie arbeitete als Sekretärin und brachte ihn ab dem Alter von drei Jahren morgens in den Kindergarten. Dabei hatte sie es immer sehr eilig, weil sie die Straßenbahn zur Arbeit bekommen musste.

Herr Hoffmann erinnert sich, wie er sich dabei fühlte: „Morgens war es schon beim Aufstehen sehr hektisch, immer hieß es: ‚Beeil dich, mach schnell!' Oft stürmten wir aus dem Haus, während ich noch an meinem Marmeladenbrot kaute. An der Hand meiner Mutter flog ich nur so dahin, ich hatte das Gefühl, dass meine Beine gar nicht mehr den Boden berührten. Ich konnte fast nicht atmen und hatte oft Angst zu ersticken. Manchmal atmete ich dann Krümel ein, weil ich ja auch noch versuchte, beim Laufen mein Brot zu Ende zu essen. Aber das Schlimmste daran war, dass ich genau spürte, unter welch einem Stress meine Mutter stand, jeden Morgen in Panik, die Straßenbahn zu verpassen."

Nun haben wir einen ursprünglichen Stressmotor gefunden, der immer dann anspringt, wenn, wie in der damaligen Situation, ein Termin nicht verpasst werden darf und viel von der Einhaltung des Termins abhängt. Damit ist ein gezieltes Arbeiten am Ursprung des Stresses möglich geworden.

Die ganzheitlichen Körperübungen, wie sie hier beschrieben werden, setzen also jeweils an der Ursache an: mangelnde Pulsation und stecken gebliebene Entladungszyklen. Diese werden wieder aktiviert, wodurch alte Stressladungen abfließen und die Regenerationskräfte wieder greifen können. Voraussetzung ist natürlich, dass die Übungen regelmäßig durchgeführt werden.

5.7 Erlebenstiefe und Steuerung

Die Übungen in diesem Buch haben zum Ziel, Ihre angeborene Lebendigkeit und Erlebenstiefe wieder anzuregen, die Vielfalt des inneren Erlebens auszuweiten und Ihnen gleichzeitig die Steuerung Ihrer wieder auftauchenden „Primärnatur" zu vermitteln.

Damit einher geht eine wieder zunehmende Beweglichkeit, die auch Freude und Befriedigung verschafft. Lust auf Bewegung kann sich in dem Impuls äußern, einen flotten Spaziergang zu unternehmen, ein Ruderboot zu mieten, zu tanzen oder einfach mit anderen Menschen etwas zu unternehmen. Vielleicht kommen Sie ja auf die Idee, zu malen oder Gedichte oder Geschichten zu schreiben, Theater zu spielen, eine Sprache oder ein Musikinstrument zu lernen.

Kurzum, das Interesse am Leben und am Selbstausdruck erwacht wieder, auch die geistige und emotionale Beweglichkeit wächst, die Stimmung hellt sich auf und stabilisiert sich, Aktivitäten locken. Wenn durch regelmäßiges Üben die Beweglichkeit und die Vitalität wieder zunehmen und gleichzeitig der Grundstress abnimmt, können sich auch andere Gesundheitseinschränkungen abmildern, manche sogar verschwinden.

- Dazu gehören vor allem Störungen im vegetativen Bereich, zum Beispiel Appetit, Schlaf, Stimmung, Sexualität, Atemwege, Herz-Kreislauf und Gefäßsystem.
- Mehr Bewegung und mehr Kontakt zu den eigenen Instinkten wecken auch mehr Lust auf gesundes Essen in der dem Körper angemessenen Menge und wirken sich so in vielen Fällen auch auf eventuelles Übergewicht positiv aus: Fett wird abgebaut, Muskeln bilden sich wieder.
- Durch mehr Muskeln fällt wiederum Bewegung leichter und die Übungen machen mehr Freude: Eine positive Aufwärtsspirale entsteht.
- Einschränkungen des Bewegungsapparates, wie Verspannungen und Verschleißerscheinungen, bilden sich zurück.

- Auch die Sinnesorgane und die Wahrnehmung der Umwelt werden durch die bessere Durchblutung, auch des Gehirns, und durch das wieder erwachende Interesse geschärft und verjüngt.
- Ein wertvoller „Nebeneffekt" ist, dass Sie durch Ihre beschwingte Ausstrahlung eine angenehme Gesellschaft bieten, die gern aufgesucht wird. So finden Sie netten Anschluss und Austausch.
- Bei diesen Einschränkungen, Verschleißerscheinungen und anderen Erkrankungen hängt es vom Schweregrad ab, inwieweit sich Besserung erzielen lässt. Auf jeden Fall verringert sich der subjektive Leidensdruck, wenn ein besserer Kontakt und Verständnis mit und für sich selbst entstehen, denn: „Wer bei sich ist, ist nie allein."

6. | Das muss und das darf nicht: Worauf in der Körperarbeit für ältere und alte Menschen zu achten ist

Zurzeit ist ein Durcheinander in der Verwendung von Begriffen zu beobachten, die ältere und alte Menschen betreffen. In der wissenschaftlichen Entwicklungspsychologie wird das Alter ab 45 Jahren „Präsenium" genannt, das „Senium" beginnt mit 65 Jahren. Jemanden alt oder älter zu nennen grenzt im momentanen Sprachgebrauch an Beleidigung, es sei denn, jemand bezeichnet sich selbst so.

In diesem Buch sind mit „älter" Menschen ab 55 Jahren gemeint, mit „alt" Menschen ab 70 Jahren. Damit sind die körperlichen Veränderungen im fortschreitenden Lebensalter gemeint und beschrieben, es ist keine Wertung mit diesen Begriffen verbunden. Die Übungen und Übungsprogramme sind dementsprechend für Menschen ab 55 Jahren konzipiert.

Der Gesundheitszustand und die Beweglichkeit sind individuell sehr unterschiedlich. So könnte eine 56-jährige Person mit Arthritis manche Übungen überfordernd finden, die ein 80-jähriger gesunder Mensch mit Leichtigkeit und Spaß durchführt.

Das wichtigste Gebot beim Praktizieren der ganzheitlichen Übungen lautet also: Kein Leistungsprinzip! Jede Übung sollte unbedingt der persönlichen und aktuellen Befindlichkeit angepasst werden. Angepasst werden können:
- die Auswahl der Übungen,
- die Dauer der täglichen Übungszeit,
- der Abstand zwischen den Übungstagen,
- die Dauer der einzelnen Übung,
- das Tempo, in dem die Übung durchgeführt wird,
- die Anzahl der Wiederholungen innerhalb einer Übung,
- das Ausmaß der Dehnung,
- die Winkelung und Streckung der Gelenke.

Für die meisten Übungen gilt die Gesetzmäßigkeit: Je langsamer die Übung durchgeführt wird, desto genauer ist die Wahrnehmung für Empfindungen und feine Veränderungen, desto tiefer wirkt sie also. Diese Gesetzmäßigkeit gilt natürlich nicht für die Warm-ups, für die Partner- und Gruppenübungen sowie für die Ausdrucksübungen.

Die Übungen laden dazu ein, sich selbst als Körper besser oder wieder kennenzulernen. Eine Grenze, einen Widerstand oder eine Verweigerung genau zu spüren und hier ein, zwei Minuten zu verweilen ist also besser, als sich darüber hinwegzusetzen, um die Übung ganz durchzuführen („An der Grenze blüht das Leben.")

Viele der Übungen wirken zunächst einfach und leicht. Dass sie durchaus fordern und, regelmäßig durchgeführt, eine tief greifende Reorganisation des Körpers bewirken, macht sich meist erst nach einiger Übungszeit bemerkbar. Daher gilt: Kurze und regelmäßige Übungszeiten sind langen Übungssequenzen, die in großen Abständen durchgeführt werden, vorzuziehen.

Üben Sie immer mit einer ausreichenden Menge Wasser (ohne Kohlensäure) in Reichweite und trinken Sie zwischendurch und hinterher reichlich! Die Übungen regen die Entgiftung, die Lymphtätigkeit und die Nieren an und Sie unterstützen den Entgiftungsprozess, wenn Sie viel Wasser zu sich nehmen.

6.1 Gesellschaft wirkt motivierend!

Wenn Sie es einrichten können, ist es sehr gut, mit ein oder mehreren netten Menschen zu üben. Mit diesen können Sie auch die Partner- und Gruppenübungen durchführen. Wenn mehrere Menschen gleichzeitig Töne von sich geben, ist die Hemmschwelle niedriger, als wenn Sie es allein versuchen. In der Anfangsphase, während Sie die Übungen kennenlernen, ist es sehr praktisch, wenn einer ins Buch schaut und bei den anderen die Haltung und den Bewegungsablauf korrigiert, da Sie dazu neigen werden, Ihre gewohnten Haltungen und Bewegungsmuster auch in den Übungen einzunehmen, ohne es zu merken.

> **TIPP**
>
> Der wichtigste Tipp: Überfordern Sie sich nicht. Gehen Sie wohlwollend mit sich um, so, wie Sie auch mit einem guten Freund umgehen würden.
>
> Der zweitwichtigste Tipp: Disziplinieren Sie sich. Geben Sie nicht vorschnell auf. Aus der Komfortzone in die Wohlfühlzone zu gelangen ist echte Arbeit und erfordert auch Überwindung und das Verlassen der gewohnten Grenzen. Das gilt in besonderem Maße für die Atemübungen und für die Ausdrucksübungen, die Sie mit Ihrem inneren Zensor konfrontieren, der Ihnen diktieren will, wie „man" sich benimmt und wie auf gar keinen Fall. Dieser Zensor will Ihre Sicherheit bewahren und hält Sie doch gefangen.

Zwischen diesen beiden Polen die Balance zu finden ist bei jedem Üben Ihre Hauptaufgabe und Sie können nach jeder Übungsrunde, in der Sie sich ihr gestellt haben, mit Recht stolz auf sich sein!

Praktisch ist es, sich ein Übungsprogramm zusammenzustellen, es auszuprobieren und von Zeit zu Zeit Ihrer Befindlichkeit anzugleichen. Ich empfehle Ihnen wärmstens, ein Heft anzulegen, in das Sie sich notieren, warum Sie an einem Tag, an dem Sie üben wollten, doch nicht geübt haben. So kommen Sie Ihren Vermeidungsmustern auf die Spur und können Übungen auswählen, die dazu passen.

7. | Die Regeln zum Übungsablauf

7.1 Körperliche Verfassung

Sie können die Übungen in jedem körperlichen Zustand durchführen, denn jede Übung können Sie an Ihre grundsätzliche und aktuelle Befindlichkeit anpassen. Probieren Sie die Übungen aus und sortieren Sie diejenigen aus, von denen Sie sich überfordert fühlen.

Sind Sie sich nicht sicher, führen Sie die Übung einfach langsamer bis hin zum Zeitlupentempo durch und atmen Sie in Ihrem Rhythmus. Wenn Sie nicht mehr gehen, stehen oder sitzen können, wählen Sie dementsprechend geeignete Übungen aus.

7.2 Innere Haltung

Die Übungen dienen dazu, Ihrem Gesamtorganismus, also Körper, Seele und Geist, die Freiheiten zu vermitteln, die Ihnen heute tatsächlich zur Verfügung stehen. Dafür ist es notwendig, dass Sie Ihre alten Programme, die bisher Ihr Verhalten, Ihre Gefühle und Ihre Selbstbewertungen steuern und auch einschränken, bewusst wahrnehmen und erweitern. Daher wird Ihnen für viele Übungen ein Verhalten vorgeschlagen, das dem herkömmlichen gesellschaftlich vereinbarten Kodex widerspricht. Sie werden zum herzhaften Gähnen eingeladen, zum lauten Stöhnen und zu unüblichen Bewegungen.

Damit will ich Sie nicht auffordern, sich auch in öffentlicher Gesellschaft so zu verhalten. Bitte betrachten Sie Ihre Übungszeit als echte Frei-Zeit, in der Sie sich freinehmen von dem, wie „man" sich verhält, und in der Sie sich erlauben, neue Möglichkeiten auszuprobieren. Ihr Körper und Ihre Befindlichkeit werden es Ihnen nach einiger Übungszeit danken, denn Sie werden sich auch innerlich freier, munterer, zuversichtlicher, unbefangener, lebhafter und beweglicher fühlen. Ihre Ausstrahlung ändert sich, Sie erweitern Ihren Spielraum, indem Sie neue Orte aufsuchen und neue Aktivitäten unternehmen, und Sie werden dadurch auch neue Bekanntschaften schließen.

7.3 Hilfsmittel

- Eine Decke oder dünne Matte für Übungen im Liegen.
- Ein Brett mit den Ausmaßen 200 x 50 x 250 cm für die Übungen auf dem schrägen Brett ab Seite 112 und ein breiter, stabiler Gürtel.
- Ein Stück sehr dickes Seil (etwa drei Zentimeter Durchmesser), es reicht eine Länge von etwa 30 cm, oder alternativ ein Besenstiel (ohne Besen) für das „Fuß-Yoga".
- Ein Spiegel, mindestens 40 x 50 cm, im Stehen auf Augenhöhe, für Ausdrucksübungen mit Augenkontakt.

Natürlich brauchen Sie das Brett, den Gürtel und das Seil beziehungsweise den Besenstiel nur, wenn Sie die entsprechenden Übungen durchführen wollen.

7.4 Auswahl der Übungen

Bei jeder Übung ist beschrieben, wie sie wirkt. Am besten nehmen Sie eine Übung etwa zehnmal hintereinander in Ihr Übungsprogramm auf, sodass sie ihre Wirkung entfalten kann. Wechseln Sie immer nur eine Übung pro Übungssequenz aus.

7.5 Übungszeitgestaltung

Nehmen Sie am besten die Übungen, die Sie auswählen, in Ihr Tagesprogramm auf: Nehmen Sie sich zum Beispiel vor, jeden Morgen, nachdem Sie eine Kleinigkeit gegessen und einen Becher Wasser getrunken haben, eine 30-minütige Übungssequenz durchzuführen.

Die Tabelle zeigt, wann etwa Sie mit den erwünschten Wirkungen und Veränderungen rechnen können:

Übungszeit	Wirkungen / Veränderungen nach
Zweimal täglich 30 Minuten	zwei Wochen Übungszeit
Einmal täglich 30 Minuten	drei Wochen Übungszeit
Einmal täglich 15 Minuten	fünf Wochen Übungszeit
Jeden zweiten Tag 30 Minuten	vier Wochen Übungszeit
Jeden zweiten Tag zweimal täglich 30 Minuten	drei Wochen Übungszeit
Zweimal wöchentlich zweimal täglich 30 Minuten	vier Wochen Übungszeit
Zweimal wöchentlich 30 Minuten	fünf Wochen Übungszeit
Einmal wöchentlich zweimal täglich 30 Minuten	acht Wochen Übungszeit
Einmal wöchentlich 30 Minuten	zehn Wochen Übungszeit

Fangen Sie zunächst mit 30 Minuten an. Ein leichter Muskelkater am nächsten Tag ist anfangs normal. Sie sollten allerdings keine Schmerzen nach dem Üben bekommen oder Bewegungseinschränkungen, denn das ist ein Zeichen dafür, dass Sie Ihre Grenzen nicht erkannt oder beachtet haben.

Wenn Sie länger als 30 Minuten am Stück üben möchten, steigern Sie langsam, zum Beispiel jede zweite Übungssequenz um fünf Minuten, dann sind Sie nach knapp drei Wochen bei einer Stunde. Länger als 90 Minuten sollte Ihre Übungssequenz nicht dauern, weder allein noch mit einem Partner oder in einer Gruppe. Bei diesen Berechnungen können Sie die Integrationszeit einrechnen oder extra anhängen (jeweils etwa sechs bis zehn Minuten pro Übungssequenz).

Nach einer Übungssequenz ist es gut, wenn Sie den Übergang zum Alltagsgeschehen nicht abrupt, sondern sanft gestalten.

7.6 Bereiche der Selbstwahrnehmung

Bei allen Übungen gilt: Versuchen Sie, gedanklich nicht abzuschweifen, sondern mit der Aufmerksamkeit bei sich selbst zu bleiben. Stellen Sie sich während des Übens Fragen zu den folgenden Punkten:

■ Konzentration
Kann ich mich auf meine inneren Vorgänge konzentrieren? Oder gehe ich innerlich weg von mir? Wohin? Aus welchem Grund?

■ Körperempfinden
Was erlebe ich gerade körperlich? Wo genau? Wie kann ich das formulieren? Was tut gerade gut, was tut gerade weh?

■ Stimmung
In welche Stimmung bringt mich das? Werde ich gerade zuversichtlich, lustlos, bedrückt, überfordert, herausgefordert, kämpferisch, resigniert, heiter, albern, abwertend, blockiert, fließend, trotzig, hingebungsvoll oder ...?

■ Verhaltens- und Entscheidungsimpulse
Welche Impulse habe ich gerade? Möchte ich die Übung abbrechen oder sie anders gestalten oder so weiterführen?

■ Motorische (Bewegungs-)Impulse
Wie möchte sich mein Körper jetzt bewegen? Welcher Bereich und wie genau? Wie weit geht die Bewegung? Möchte auch ein Ton dazukommen? Was für ein Ton und wie laut oder leise genau?

■ Gefühle
Welche Gefühle sind gerade in mir? Fühle ich mich gelassen, freudvoll, traurig, sentimental, wütend, kraftvoll, zart, bedauernd, unruhig, zentriert, zufrieden, glücklich, ungeduldig, liebevoll, sehnsüchtig, leer, erfüllt oder ...?

■ Emotionen
Was von meinen Gefühlen möchte und könnte ich ausdrücken? Auf welche Weise? Welche Gefühle kann ich, will ich oder darf ich nicht ausdrücken? Wie genau hindere ich mich daran?

■ Bildhaftes
Welche Bilder oder Gleichnisse („Ich fühle mich wie ..." „Ich fühle mich, als ob ...") tauchen auf?

■ Mentales
Welche Gedanken kommen mir in den Sinn?

- Zeitlicher Fokus
  Fallen mir Erinnerungen ein oder male ich mir etwas für die Zukunft aus?

Ihr Ausgangspunkt ist immer wieder die Konzentration auf die Übung und auf das, was genau Sie körperlich jetzt gerade erleben. Von da aus beobachten Sie einfach, wohin Ihre Aufmerksamkeit wandert.

Wichtig ist, dass Sie merken, wenn Sie nicht mehr mit Ihrem Körpergeschehen verbunden sind, und sich dann wieder darauf fokussieren. Sie können in jeder Übung mehrere solcher Zyklen durchleben.

7.7 Der Übungsraum

Sie brauchen etwas freien Platz (Minimum: drei mal drei Meter). Wenn Sie nur im Sitzen oder Liegen üben können, brauchen Sie natürlich dementsprechend weniger Platz.

Der Raum soll eine angenehme Temperatur haben.

Sie sollten ungestört sein.

7.8 Kleidung

Ihre Kleidung soll vor allem elastisch und bequem sein und nirgends einengen, also Sport- oder Gymnastikkleidung. Geübt wird barfuß oder in Socken (auf glattem Boden nehmen Sie bitte Stoppersocken).

7.9 Achtsamkeit und Disziplin

Das wichtigste Gebot: Halten Sie Ihre Übungen einerseits frei von Gewalt gegen sich selbst, indem Sie die aktuellen Grenzen Ihrer Beweglichkeit immer wieder neu achtsam, respektvoll und wohlwollend wahrnehmen (diese können je nach Tagesverfassung und Übungsstand sowie in jeder einzelnen Übung immer wieder anders sein). Andererseits kultivieren Sie Ihre Selbstdisziplin, indem Sie Übungen, die sich unbequem anfühlen, nicht einfach abbrechen, sondern noch für ein, zwei Minuten weiterführen, denn genau jetzt werden Grundverspannungen und mentale wie psychische Einschränkungen deutlich, die Sie ja schrittweise erweitern möchten.

7.10 Kein Nachfedern!

Bei ganzheitlichen Körperübungen gilt, anders als bei Fitnessübungen wie zum Beispiel Aerobic, dass bei Dehnungen und bei rhythmischen Bewegungen nicht nachgefedert wird! Jede Position wird langsam und fließend eingenommen und dann gehalten.

Nachfedern stellt eine intensive Belastung des Sehnenansatzes am Knochen dar und führt eher zu Muskelverkürzungen und Neubildung von Muskelmasse als zur Muskelentspannung.

7.11 Vibrationen

Seien Sie unbesorgt, wenn zunächst wenige und nach einiger Übungszeit mehr Körperbereiche zu zittern beginnen. Diese Vibrationen sind meistens zuerst relativ grobschlägig und werden feiner, wenn Sie geübter werden. Die Vibrationen bedeuten, dass die strömende Lebensenergie auf Blockaden in den Muskeln bis hin zu den einzelnen Muskelfasern trifft und sie in Schwingung versetzt. Das Zittern ist also durchaus willkommen.

7.12 Tempo

Passen Sie Ihr Bewegungstempo an das Atemtempo an, das sich natürlich und stimmig anfühlt – nicht umgekehrt!

Jede Übungsposition wird langsam eingenommen und langsam wieder verlassen. Versuchen Sie, die Bewegungen so fließend, geschmeidig und anmutig wie möglich durchzuführen. Eine Ausnahme bilden die Ausdrucksübungen. Hier versuchen Sie ein Gefühl, eine Befindlichkeit so adäquat, also stimmig wie möglich mit dem Körper zu zeigen.

7.13 Fließende Übergänge

Wenn Sie sich auf Ihre Selbstwahrnehmung konzentrieren, sind Sie in einem anderen Modus oder Bewusstseinszustand, als wenn Sie nach außen orientiert sind.

Nehmen Sie sich für den Übergang in den Alltagszustand immer etwas Zeit, denn wenn Sie zu abrupt vorgehen, kann das wie ein kleiner Schock wirken und Sie werden vielleicht nicht mehr üben wollen. Beginnen Sie Ihre Übungszeit mit einer kleinen Überprüfung und fragen Sie sich: „Wie geht es mir jetzt? Habe ich Lust zu üben? Wie ist meine Stimmung? Wie geht es mir körperlich?" Beenden Sie jede einzelne Übung und auch die Übungssequenz im Ganzen immer mit einer Integration: Liegen oder stehen Sie ruhig, lassen sich atmen und fragen Sie in sich hinein „Was ist jetzt anders als vor der Übung oder der Übungssequenz? Wo genau? Was genau?" Sie können hierfür auch die folgende Liste verwenden:

- Konzentration?
- Körperempfinden?
- Stimmung?
- Impulse?
- Motorische (Bewegungs-)Impulse?
- Gefühle?
- Emotionen?
- Bildhaftes?
- Mentales?
- Zeitlicher Fokus?

7.14 Die Atemtechnik

Auch wenn es Ihnen schwerfallen mag: Die Grundregel lautet, dass Sie Ihren Kiefer locker und den Mund mindestens leicht geöffnet lassen. In manchen Übungen ist es wichtig, dass Sie Mund und Kiefer wirklich weit öffnen, manchmal auch so weit, wie es geht.

Geatmet wird durchgehend durch Mund und Nase gleichzeitig, und zwar beim Ein- wie beim Ausatmen, möglichst unkontrolliert, so, wie der Körper sich selbst Luft holen will. Wenn Sie Ihren Atem nicht hören, dann atmen Sie zu flach! Gleich tief Luft holen! Sie sind nachdrücklich eingeladen, beim Ausatmen Töne so kommen zu lassen, wie sie wollen: laut, leise, ein Seufzen, ein Summen, ein Hauchen, ein Stöhnen, ein Schrei, ein Lachen …

Diese Empfehlung ist für uns kontrollierte Zivilisationsmenschen am schwierigsten umzusetzen, aber durch Kieferanspannung und flaches Atmen halten Sie sich in eben der Grundanspannung, die Ihre Lebensströmung daran hindert, Sie frisch und lebendig zu erhalten.

7.15 Kopfhaltung

Nur in wenigen Übungen wird der Kopf etwas nach hinten geneigt. Grundsätzlich sind bei den Menschen in unserer Kultur die Nackenmuskeln schon zu verkürzt, sodass Sie darauf verzichten sollten, diese Tendenz noch zu verstärken. Alle Kopfbewegungen sind sehr langsam durchzuführen, denn hier sammelt sich besonders viel Verdrängtes, was nur dosiert bewusst werden sollte.

7.16 Aufwärmen

Bitte fangen Sie immer und ausnahmslos mit einem Warm-up an, denn kalte Sehnen können reißen oder überdehnt werden.

7.17 Achtsamkeit

Sie werden feststellen, dass Sie bei regelmäßigem Üben sensibler werden für Ihre Verfassung. Es kann sein, dass Sie lebhaft träumen und dass Sie Ihre Gefühlsreaktionen deutlicher bemerken. Daher ist es wichtig, dass Sie wohlwollend und achtsam mit sich selbst umgehen, dass Sie sich nicht überfordern und Ihre jeweils aktuellen Grenzen wahrnehmen und respektieren.

Vielleicht entwickelt sich eine feinere Wahrnehmung für Ihre Aktivitäts- und Ruhe-Bedürfnisse. Es wäre sehr gut, wenn Sie diesen nachgehen könnten.

7.18 Was heißt „schulterbreit"?

In den Anleitungen heißt es oft: „Die Füße stehen schulterbreit auseinander." Damit ist ein Abstand von etwa 35 Zentimetern zwischen den Fußballen gemeint oder, wenn Sie es in einem Spiegel überprüfen können, dass die Fußmitte etwa in einer Linie mit der Schulteraußenseite steht.

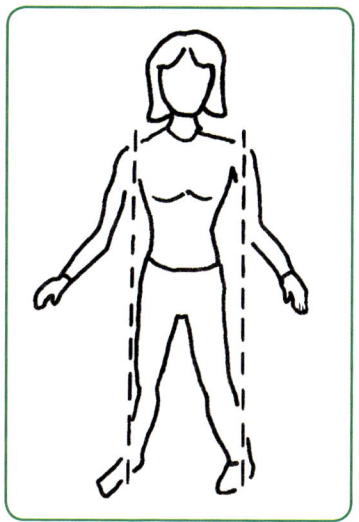

Die Füße stehen schulterbreit auseinander

7.19 Was ist „ein Atemzyklus"?

Damit ist ein Einatmen und ein Ausatmen gemeint, also ein kompletter Atemzug.

7.20 Was bedeutet „das Becken nach hinten kippen oder drehen"?

Stellen Sie sich vor, Sie stehen und hinter Ihnen ist ein Stuhl, auf den Sie sich set-zen wollen, wobei Ihr Oberkörper völlig gerade aufgerichtet bleibt. Dafür drehen Sie Ihre Sitzfläche nach hinten und aufwärts. Sie verändern den Beckenwinkel also ausschließlich aus der unteren Wirbelsäule heraus. Stellen Sie sich die Bewegung wie einen Schaukelstuhl vor, auf dessen Kufen sich das Becken in einem Halbbogen nach hinten / oben, in die Mitte / nach unten und dann nach vorn / oben bewegt.

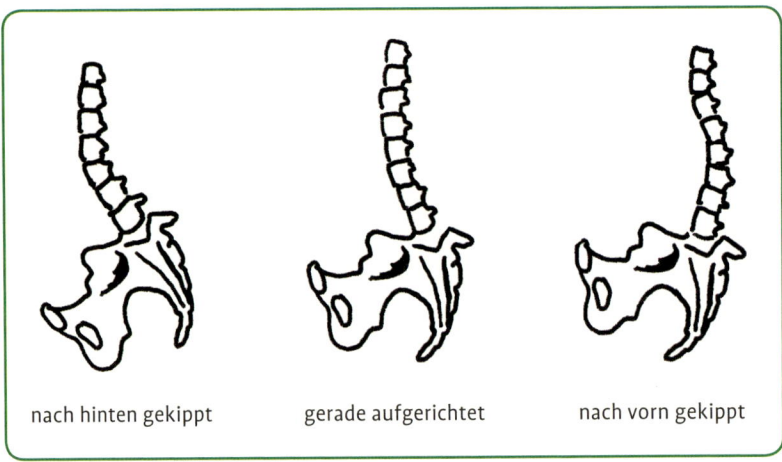

nach hinten gekippt   gerade aufgerichtet   nach vorn gekippt

Die verschiedenen Beckenstellungen

7.21 Töne zulassen

Die Wirkung aller Übungen können Sie verstärken, wenn Sie es sich erlauben, während der Übungen beim Ausatmen Töne so kommen zu lassen, wie sie sich von selbst bilden wollen. Das ist zunächst sehr anfordernd, da unsere erziehungsbedingten Verbote sehr tief gehend verinnerlicht wurden („Halt den Mund!" – „Sei leise!" – „Hör auf zu schreien!" und so weiter).

7.22 Jellyfish-Übungen

Zu Deutsch Quallen-Übungen, manchmal auch Schmetterlingsübungen genannt. Sie regen den Körper zu Pulsationen an, denn Quallen sind ein sehr deutliches Beispiel für den Pulsationszyklus, der in jeder unserer Körperzellen auch stattfindet beziehungsweise stattfinden sollte.

Viele Übungen, in denen Sie im Stand eine bestimmte Position einnehmen, können Sie auch als Jellyfish-Übung durchführen, indem Sie immer zwischen der Ausgangs- und der Endposition hin- und herwechseln und den Wechsel mit Ihrer Atmung koordinieren. Beim Einatmen öffnen Sie den Körper oder gehen in die Anspannung und beim Ausatmen entspannen Sie und gehen in die Ausgangsposition.

8. | Einzelübungen

8.1 Warm-ups

1. Tanzen

Die einfachste Art, sich aufzuwärmen, ist, wenn Sie sich zu Musik bewegen. Ob Sie es „Tanzen" nennen oder ob es danach aussieht, ist dabei völlig egal. Wichtig ist, dass Sie alle Bewegungen ausprobieren, die Ihnen einfallen. Wenn möglich, hüpfen Sie auch, kommen Sie vom Boden hoch. Strecken und biegen Sie sich. Bewegen Sie Ihr Gesicht und Ihren Unterkiefer. Summen Sie die Musik mit, singen Sie den Refrain mit. Entdecken Sie Ihre Freude an Bewegung. Es geht hier nicht um Leistung, sondern um die Bewegungen, die Ihr Körper findet und die er gern ausführen möchte. Sie haben die Aufgabe, sich diese Bewegungen zu erlauben.

Geeignete Musik

Die Musik zum Aufwärmen sollte einige Bedingungen erfüllen:
- Sie soll Ihnen gefallen und gute Laune machen,
- sie soll nicht zu langsam und auf jeden Fall rhythmisch sein,
- sie soll Ihren Kopf nicht beschäftigen, also wählen Sie am besten Instrumentalstücke oder Musik mit Gesang in einer Sprache, die Sie nicht sonderlich gut beherrschen.

Wenn Sie zwei Musikstücke von je drei bis vier Minuten Dauer tanzen, sind Sie schon gut warm und durchblutet.

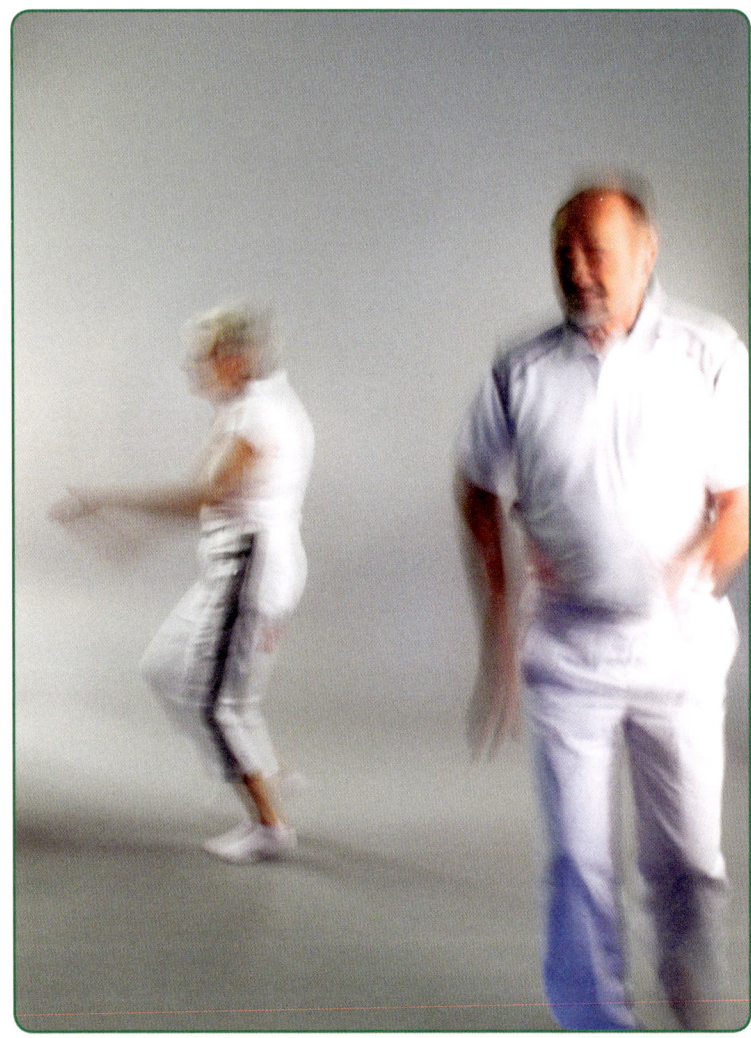

Übung 1: Tanzen

2. Springen

Beim Tanzen bauen Sie kleine Hüpfer und Sprünge ein, das trainiert Ihre Kondition. Versuchen Sie dabei immer, weich zu landen, mit federnden Knien.

3. Schütteln

Nach dem Tanzen schütteln Sie systematisch erst Ihre Hände, nehmen dann die Arme dazu, dann das Becken. Gut durchschütteln, allerdings mit eher kleinen Bewegungen.

4. Durchbewegen

Spüren Sie nach dem Schütteln, wie Ihr Körper sich jetzt bewegen möchte. Braucht er Ausgleichsbewegungen? Möchten Sie sich nach vorn beugen, sich kräftig strecken, gähnen, die Arme nach hinten dehnen? Erlauben Sie sich das!

8.2 Basis-Übungen

5. Die Grundstellung oder Orientierungsstellung

Diese Position wird auch Grundstellung genannt. Wir nehmen sie zu Beginn der meisten Übungen ein, um fest auf dem Boden zu stehen und uns zu zentrieren. Auch nach den Einzelübungen ist sie wertvoll, weil wir in dieser Haltung spüren können, wie Körpergefühl, Stimmung und Erdung sind. Die Grundstellung ermöglicht es den Aufwärts- und den Abwärtsströmen der Körperenergie, natürlich und ohne Blockierungen zu fließen.

1. Sie stellen die Füße schulterbreit nebeneinander. Dabei zeigen die Fußspitzen geradeaus, mit einer leichten Tendenz nach innen – keinesfalls nach außen!
2. Die Knie sind nicht nach hinten durchgedrückt, sondern ganz leicht angewinkelt, sodass die Kniegelenke federn können. Die Kniescheiben zeigen geradeaus, weder nach außen noch nach innen.
3. Dann stellen Sie sich eine Achse vor, die von einem Punkt direkt vor Ihren Fußgelenken senkrecht nach oben führt. In dieser Achse positionieren Sie Ihr Becken, das nicht nach vorn oder hinten gekippt sein soll. Der Mittelpunkt des Beckens soll über dem gedachten Punkt direkt vor den Fußgelenken liegen.
4. Ihre Schultern positionieren Sie nun über dem Beckenmittelpunkt.
5. Der Kopf wird über den Schultern in derselben Achse aufgerichtet. Dabei soll der Punkt, an dem Ihre Wirbelsäule oben aus Ihrem Kopf ragen würde, den höchsten Punkt bilden. Sie nehmen also Ihr Kinn etwas mehr Richtung Brust als gewohnt.

Diese Körperhaltung klingt kompliziert und ist anfangs auch etwas unbequem. Mit etwas Übung wird sie Ihnen aber ganz natürlich und selbstverständlich vorkommen.

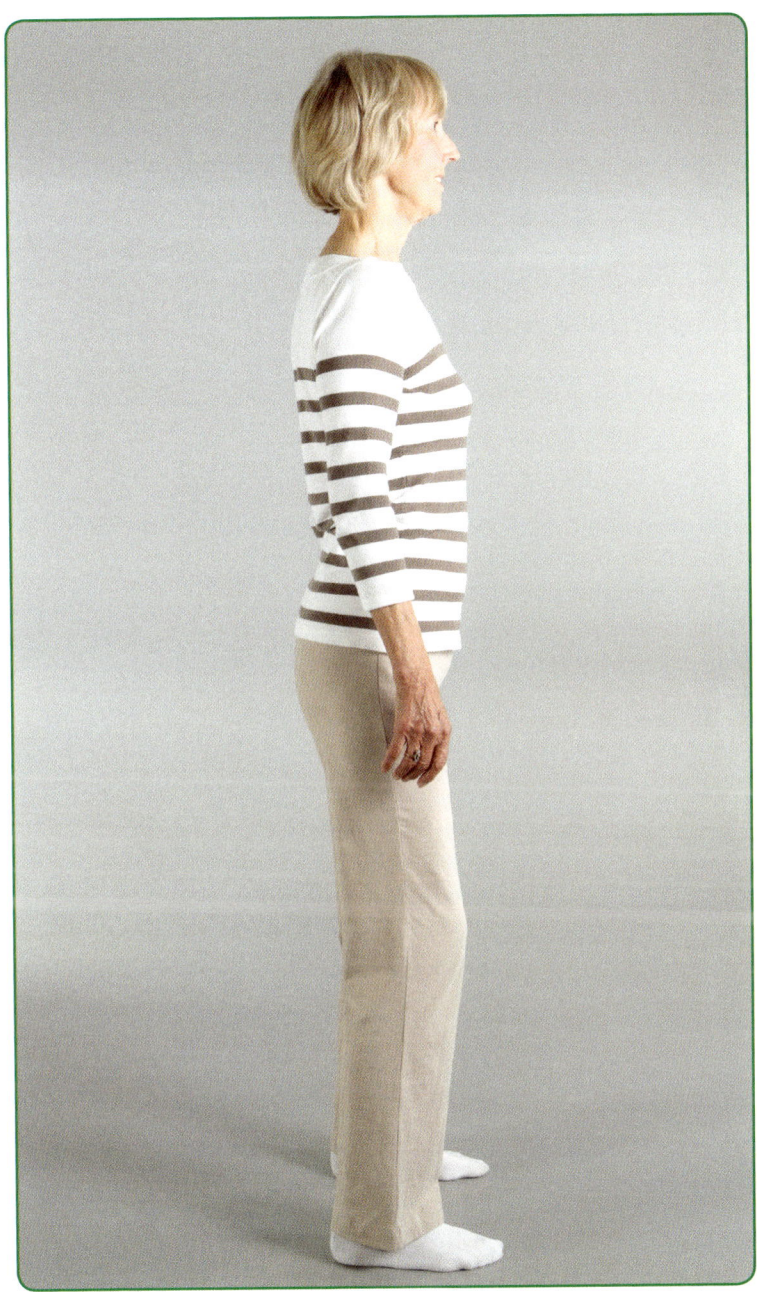

Übung 5: Die Grundstellung

6. Die Betonung des Ausatmens

Wenn es in den Übungen heißt: Atmen Sie ..., dann versuchen Sie immer mit einem kräftigen Ausatmen zu beginnen, denn frische Luft strömt dann von selbst nach. Atmen Sie auch immer wieder einmal kräftig aus, während Sie die Übungen durchführen.

7. Die komplette Atemsequenz

Diese Übung können Sie im Sitzen, Stehen und Gehen durchführen.

1. Atmen Sie aus.
2. Ziehen Sie beim anschließenden Einatmen erst die Schultern hoch, dann dehnen Sie den Brustkorb mit der einströmenden Luft und schließlich führen Sie die Luft in den Bauch, den Sie dabei herausstrecken.
3. Halten Sie einen Moment die Luft an.
4. Dann atmen Sie aus, wobei Sie zuerst den Bauch einziehen, dann den Brustkorb zusammenziehen und zum Schluss die Schultern fallen lassen.

Führen Sie die Sequenz fünfmal durch.

8.3 Der Grund zum Leben: Erdungsübungen

Erdungsübungen spielen bei den ganzheitlichen Körperübungen eine zentrale Rolle. Denn die so weit verbreiteten Verspannungen im Schulter- und Nackenbereich und die angespannte Denktätigkeit führen dazu, dass der Körper sich im oberen Bereich selbst festhält, was unterschwelligen Stress bereitet, da sich der Körper nur entspannen kann, wenn er ein gegenwärtiges Empfinden von einem festen Halt unter den Füßen hat. Nur so kann der Mensch sich der Realität stellen, seine Standpunkte finden und vertreten, angemessene Lösungen für Probleme finden und deutlich zwischen eigenen Bedürfnissen und Gefühlen und denen der anderen Menschen unterscheiden. Außerdem bekommt der Organismus, wenn er sich geerdet fühlt, ständige Rückmeldungen darüber, dass er sich vom Boden abstoßen kann. Das gibt ihm enorm viel Energie. Um den Körper wieder an den Zustand des Geerdetseins zu gewöhnen, ist einige Übungszeit nötig.

8. *Grätsche im Stehen*

Die Muskeln um die Hüftgelenke herum können Dehnung sehr gut brauchen!

> **TIPP**
>
> Achten Sie unbedingt darauf, dass Sie nicht rutschen, also auf Teppichboden üben oder mit Stoppersocken!

1. Nehmen Sie die Grundstellung ein und achten Sie besonders darauf, dass Ihre Zehen nach vorn zeigen, besser leicht einwärts als etwas auswärts. Die Knie sind etwas stärker gebeugt. Die Arme hängen locker an den Körperseiten herab.
2. Stellen Sie einen Fuß etwa 20 Zentimeter zur Seite, dann den anderen. Dann wieder den ersten und so fort, bis Sie Ihre maximale Grätsche erreicht haben, in der Sie noch stabil und angenehm stehen können mit geradeaus gerichteten Zehen.
3. Ziehen Sie beim Einatmen alle Beckenmuskeln stark an und lassen Sie sie beim Ausatmen ganz locker. Führen Sie so etwa 10 Atemzyklen durch.
4. Nehmen Sie die Füße dann in abwechselnden kleinen Schritten wieder zusammen, bis Sie die Grundstellung erreicht haben.

9. Der Lift (Jellyfish-Übung)

Diese Übung lädt Ihren Körper dazu ein, sich des Bodens unter den Füßen zu vergewissern und sich auf diesen vermehrt zu stützen und zu verlassen.

1. Nehmen Sie die Grundstellung ein.
2. Beugen Sie nun langsam die Knie so weit, dass Ihre Füße noch ganz auf dem Boden stehen. Der Oberkörper bleibt ganz gerade aufgerichtet.
3. Strecken Sie nun die Knie langsam wieder bis kurz vor der Komplettstreckung.
4. Wiederholen Sie diesen Zyklus und kombinieren Sie ihn mit dem Atem. Sie können die Knie bei jedem Einatmen beugen und beim Ausatmen strecken oder sich Zeit nehmen und einen Rhythmus von zwei, drei oder vier Atemzügen pro Beugung und pro Streckung ausprobieren.

10. Gewicht verlagern (Jellyfish-Übung)

Diese Übung erdet nicht nur sehr schön, sondern ist auch als Schnellentladung geeignet, wenn Sie also gereizt, zornig oder frustriert sind, das jedoch in der aktuellen Situation nicht ausdrücken können.

1. Nehmen Sie die Grundstellung ein, stellen Sie die Füße aber weiter auseinander als sonst (etwa 50 Zentimeter Abstand zwischen den Fußinnenkanten).
2. Verlagern Sie Ihr Gewicht langsam und fließend auf einen Fuß, dann auf den anderen. Bleiben Sie dabei gerade aufgerichtet.
3. Kombinieren Sie die Bewegung mit dem Atem: Atmen Sie ein, während Sie Ihr Gewicht verlagern, und aus, wenn Sie auf einem Fuß stehen.

11. Die Fußschaukel

1. Nehmen Sie die Grundstellung ein, die Füße etwas weiter auseinandergestellt. Sie können sich ruhig mit einer Hand an der Wand oder einem Möbelstück leicht stabilisieren.
2. Stellen Sie sich nun vor, Ihre Füße seien Schaukelstuhlkufen. Lehnen Sie Ihr Gewicht so weit nach vorn auf die Fußballen, dass Sie gerade noch Ihr Gleichgewicht halten.
3. Dann „schaukeln" Sie langsam mit Ihrem Körpergewicht auf die Fersen und suchen dort wieder den Punkt, knapp bevor Sie rückwärtsfallen würden.

4. Nun schaukeln Sie sacht zwischen diesen beiden Punkten hin und her. Sie können auch hier wieder Ihrem Atemrhythmus folgen: Beim Rückwärtsschaukeln atmen Sie ein und beim Vorwärtsschaukeln aus.

Diese Übung können Sie variieren, indem Sie nicht vor- und rückwärts-, sondern seitwärtsschaukeln: Nach außen auf die Außenkante des äußeren Fußes und dabei auf die Innenkante des inneren Fußes und umgekehrt.

12. *Fußyoga*

Diese Dehnübung regt alle Meridiane an und alle Reflexzonen. Außerdem macht sie Ihre Füße geschmeidiger, wodurch Sie besseren Kontakt zum Boden bekommen und so Ihren Standpunkt und Ihre Standfestigkeit deutlicher spüren. Sie benötigen dafür das unter Hilfsmittel auf Seite 62 beschriebene dicke Seil oder einen Besenstiel ohne Besen. Halten Sie jede Position für etwa fünf Atemzyklen.

1. Legen Sie das Seil geradeaus. Stellen Sie sich so, dass es quer vor Ihren Füßen liegt.
2. Beginnen Sie mit dem rechten Fuß. Treten Sie so auf das Seil, dass die Zehen oben darüberliegen. Dann geben Sie Ihr Körpergewicht auf diese Stelle. Bleiben Sie ansonsten mit dem Oberkörper aufgerichtet.
3. Heben Sie den rechten Fuß und stellen ihn so auf das Seil, dass es quer unter dem Fußballen liegt. Ansonsten wie oben.
4. Heben Sie den Fuß und stellen ihn so auf das Seil, dass es quer unter dem Fußspann liegt.
5. Heben Sie den Fuß und stellen ihn so auf das Seil, dass es quer direkt vor der Ferse liegt.
6. Heben Sie den Fuß und stellen ihn so auf das Seil, dass es quer unter der Ferse liegt.
7. Wechseln Sie den Fuß und gehen Sie damit durch den ganzen Ablauf.
8. Gehen Sie nacheinander mit beiden Füßen längs auf das Seil, damit der Fuß noch in der Längsachse gedehnt wird.
9. Ganz wichtig: Gehen Sie anschließend ein wenig herum und spüren Sie den Unterschied in Ihren Fußsohlen und im Kontakt mit dem Boden.

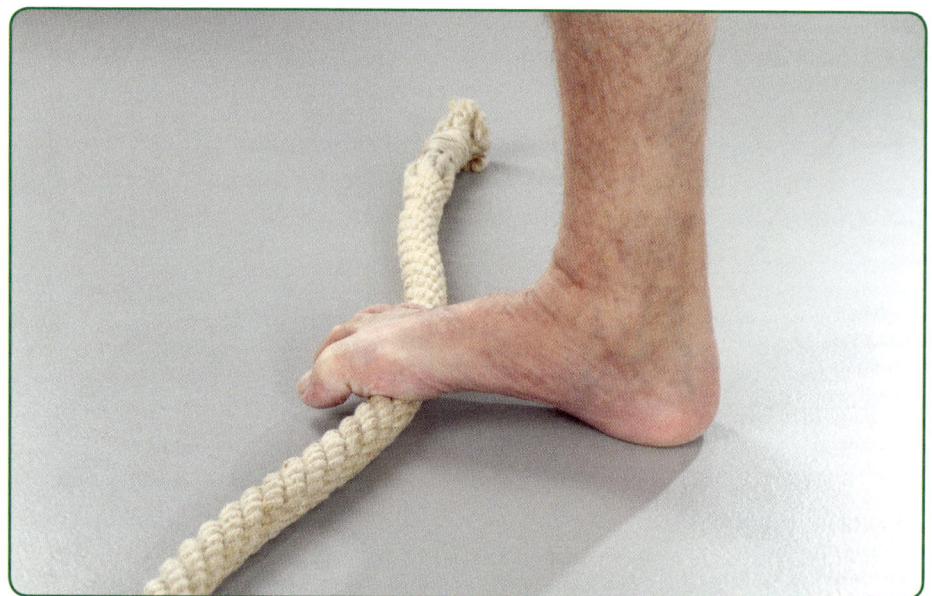

Übung 12: Fußyoga

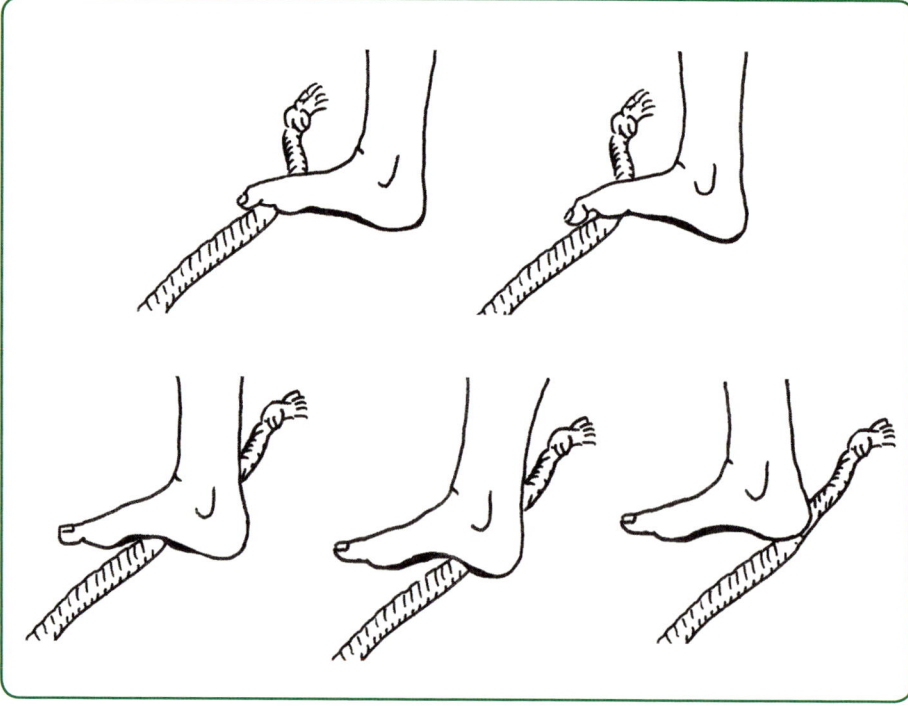

13. Der Elefant

Mit dieser Übung aktivieren Sie von der Wirbelsäule aus die Lebendigkeit im ganzen Körper.

TIPP 1

Sie können die Übung in zwei Varianten machen – mit untergeschlagenen Armen oder mit auf dem Boden abgelegten Händen.

TIPP 2

Achten Sie darauf, dass Ihr Gewicht über der Mitte der Füße bleibt!

TIPP 3

Wenn die Position unbequem wird, stampfen Sie einige Male mit den Füßen auf (bleiben Sie dabei in der Position oder richten Sie sich kurz auf und gehen dann wieder hinein).

1. Nehmen Sie die Orientierungsstellung ein.
2. Stellen Sie sich vor, am Haaransatz auf der Mittellinie des Gesichtes wächst ein Haar aus Ihrem Kopf, das bis zum Mittelpunkt der Erde reicht.
3. Stellen Sie sich vor, dass dieses Haar sanft nach unten zieht. Folgen Sie dem Zug, angefangen mit der Stirn. Lassen Sie sich so weit nach vorn und unten herab, wie Sie kommen. Nach kurzer Zeit geht es meist noch ein Stückchen tiefer.
4. Beugen Sie die Knie langsam und strecken Sie sich wieder, bis Sie den Punkt finden, an dem Sie die in den Beinen entstehenden Vibrationen am besten spüren. So bleiben Sie.
5. Lassen Sie sich tief atmen und dabei von Ihrem Atem sanft schaukeln. Lassen Sie Ihren Kopf ab und zu sanft schwingen, um sicherzugehen, dass Sie den Nacken locker lassen.
6. Stellen Sie sich vor, dass Sie beim Aufrichten langsam einen Wirbel auf den anderen stellen, und beginnen Sie die Aufrichtung an den untersten Rückenwirbeln. Den Kopf lassen Sie dabei hängen bis ganz zum Schluss. Richten Sie sich mit jedem Einatmen ein kleines Stück auf. Lassen Sie sich wirklich Zeit dabei! Ganz zum Schluss richten Sie den Kopf auf und schauen sich um.
7. Lassen Sie sich Zeit für die Reorientierung! Gehen Sie dann einige Schritte und integrieren Sie die Übung.

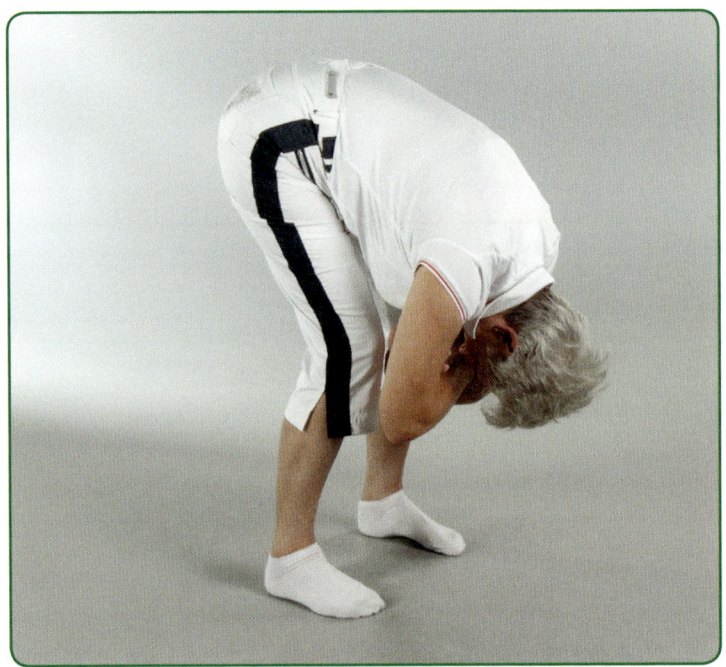

Übung 13: Der Elefant

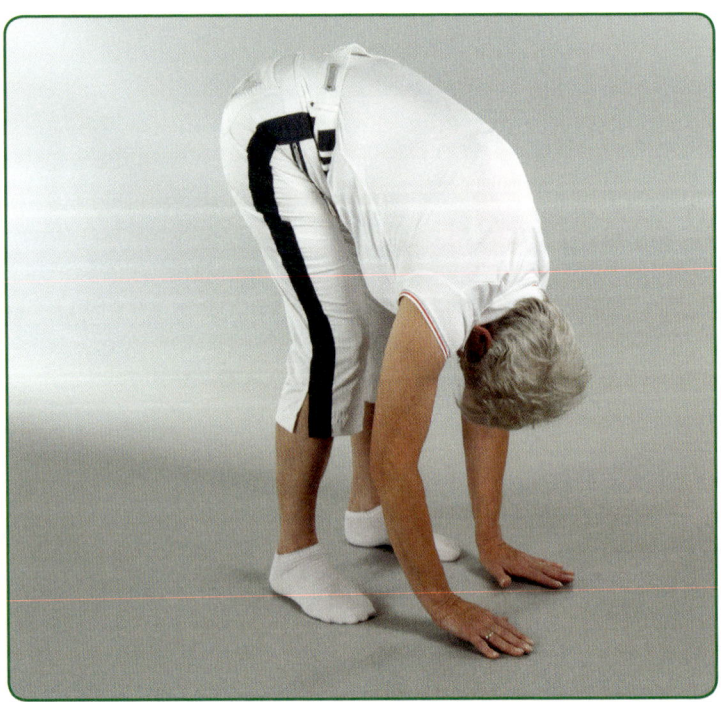

14. Der Fuß-Erkundungsgang – Kleine Serie

Durch diese Übung werden Ihre Fußgelenke geschmeidiger und die Wahrnehmung des Untergrundes wird deutlicher.

1. Gehen Sie langsam im Raum herum. Bei allen Varianten dieser Übung bleibt Ihr Oberkörper aufgerichtet. Führen Sie jede der folgenden Varianten für ein bis zwei Minuten aus.
2. Rollen Sie Ihre Füße bewusst und betont ab: Die Ferse berührt zuerst den Boden, dann der Mittelfuß, dann der Fußballen und dann die Zehen.
3. Gehen Sie rückwärts und rollen Sie die Füße auch rückwärts ab, also so, dass die Zehen den Boden zuerst berühren.
4. Gehen Sie nur auf den Fußballen.
5. Gehen Sie nur auf den Fersen.
6. Gehen Sie nur auf den Außenkanten.
7. Gehen Sie nur auf den Innenkanten.

Die Varianten 4 bis 7 können Sie auch jeweils im Rückwärtsgang ausprobieren.

15. Der Strandspaziergang (Zen-Gehen)

1. Gehen Sie im Zeitlupentempo herum.
2. Stellen Sie sich vor, Sie gehen am Strand durch tiefen, trockenen, warmen Sand.
3. Werden Sie noch langsamer und senken Sie in starker Zeitlupe Ihren Fuß auf den Boden, mit der Ferse zuerst. Stellen Sie sich vor, wie Ihre Ferse langsam im Sand versinkt, dann der Mittelfuß, dann der Fußballen und dann die Zehen. Verlagern Sie dabei Ihr Gewicht ganz langsam auf diesen Fuß.
4. Heben Sie für den nächsten Schritt Ihren hinteren Fuß langsam aus dem Sand und stellen Sie sich vor, dass dabei ein tiefer Eindruck davon im Sand verbleibt.
5. Schreiten Sie so für etwa 20 Schritte oder zwei, drei Minuten herum.

Stellen Sie sich anschließend auf beide Füße und spüren Sie den Unterschied zu vorher. Gehen Sie nun ein wenig normal herum und nehmen Sie den Untergrund wahr.

16. Die Gewichts-Uhr

1. Nehmen Sie den Vierfüßlerstand ein. Stellen Sie sich dann auf die Füße statt auf die Knie. Lassen Sie dabei die Ellbogen und Knie locker.
2. Wenn es Ihnen möglich ist, stellen Sie jetzt Ihr Gewicht auf die Fingerspitzen und die Fußballen. Andernfalls bleiben Sie so.
3. Fangen Sie mit einer Hand beziehungsweise deren Fingerspitzen an, indem Sie Ihr Gewicht so weit wie möglich langsam auf sie verlagern. Dabei beugen Sie den betreffenden Arm oder das betreffende Bein stark. Dann gehen Sie reihum: Verlagern Sie Ihr Gewicht auf den diesseitigen Fuß, dann auf den anderen Fuß und von dort auf die andere Hand.
4. Gehen Sie zweimal reihum und wechseln Sie dann die Richtung und verlagern so herum auch zweimal.
5. Das Tempo: Bleiben Sie mit dem Gewicht auf einem Punkt für jeweils zwei ruhige und tiefe Atemzüge.
6. Gestatten Sie sich während der Übung, die Dehnung in den Händen und Füßen zu spüren.

Legen Sie sich direkt nach der Übung in bequemer Position auf den Boden und ruhen Sie sich aus. Spüren Sie dabei den Untergrund, der Sie hält und trägt.

17. Erdung in der Luft

Mit dieser Übung kann die Lebenskraft wieder durch Ihren Körper strömen, was sich in Vibrationen, leicht oder heftig, äußern kann. So schüttelt der Körper die Blockaden in den Beinen, im Unterleib, im Rücken und im Bauch ab. Diese Übung können Sie jeden Tag für einige Minuten durchführen, je regelmäßiger, desto besser!

1. Legen Sie sich auf den Rücken. Stellen Sie die Beine auf.
2. Heben Sie Ihr Becken an und legen Sie Ihre Hände flach oder zu Fäusten geballt (was Sie bequemer finden) unter den oberen Beckenkamm. Heben Sie nun die Beine in die Luft.
3. Die Füße sind gewinkelt, die Fersen bilden den höchsten Punkt und zeigen zur Zimmerdecke. Die Knie sind leicht angewinkelt. Die Beine bilden zum Boden einen rechten Winkel.
4. Entspannen Sie die Bauchmuskeln und atmen Sie leicht und fließend so tief, wie Sie kommen.
5. Sie werden Vibrationen bemerken. Lassen Sie zu, dass diese durch Ihren Körper fließen dürfen.

6. Halten Sie die Position so lange Sie mögen, mindestens für eine Minute und höchstens für fünf Minuten.

Variante 1

Fällt es Ihnen schwer, das Gleichgewicht zu halten oder werden Ihre Beine zu schwer, dann können Sie die Übung auch an einer Wand so durchführen, dass Sie die Fersen dort abstützen können.

Variante 2

Sie können hieraus eine Quallenübung machen, indem Sie die Beine beim Ausatmen spreizen und beim Einatmen zusammenführen.

Variante 3

Eine andere Quallenübung ergibt sich, wenn Sie die Unterschenkel beim Einatmen sinken lassen und beim Ausatmen wieder in die annähernd Senkrechte erheben.

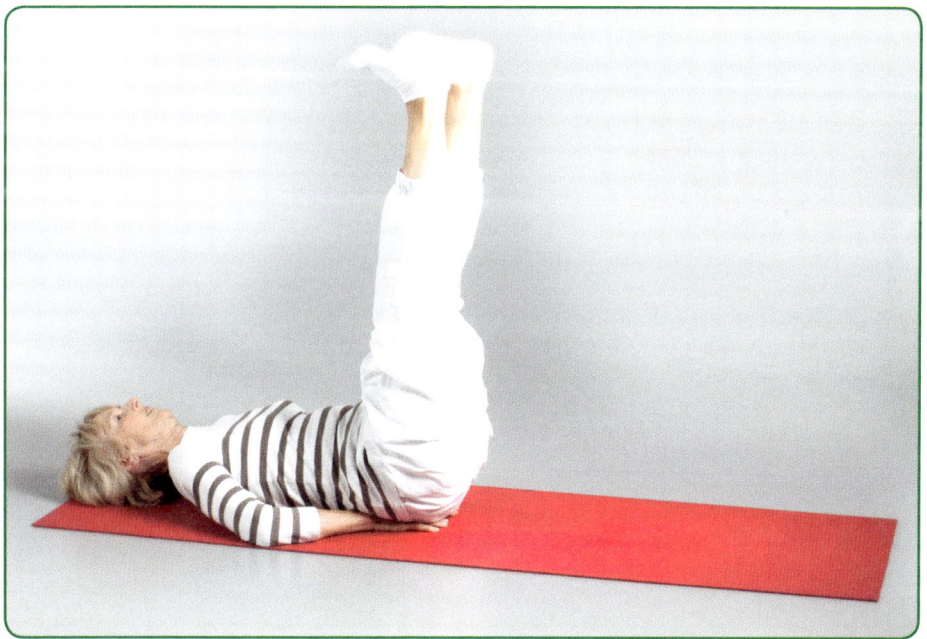

Übung 17: Erdung in der Luft

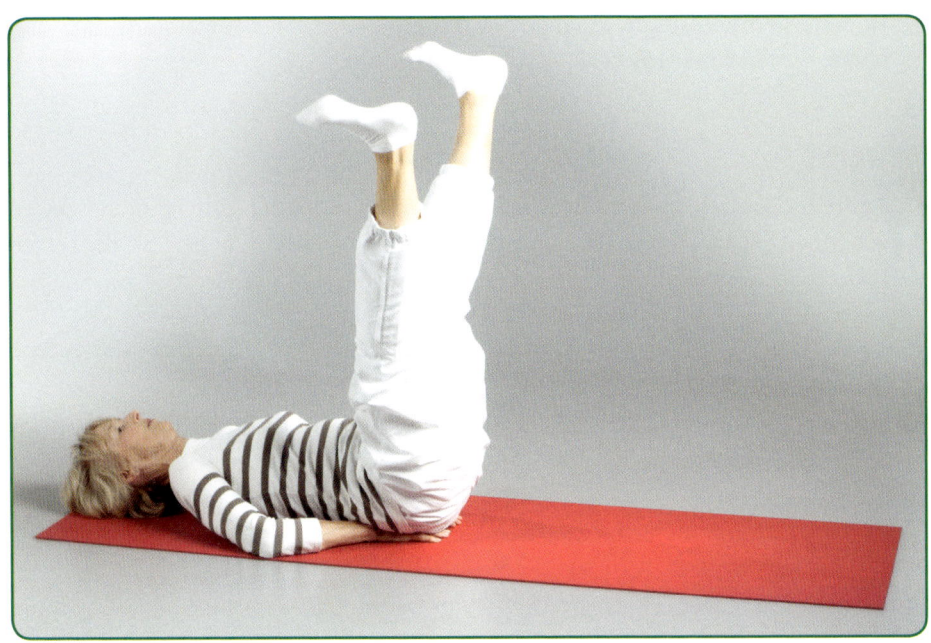

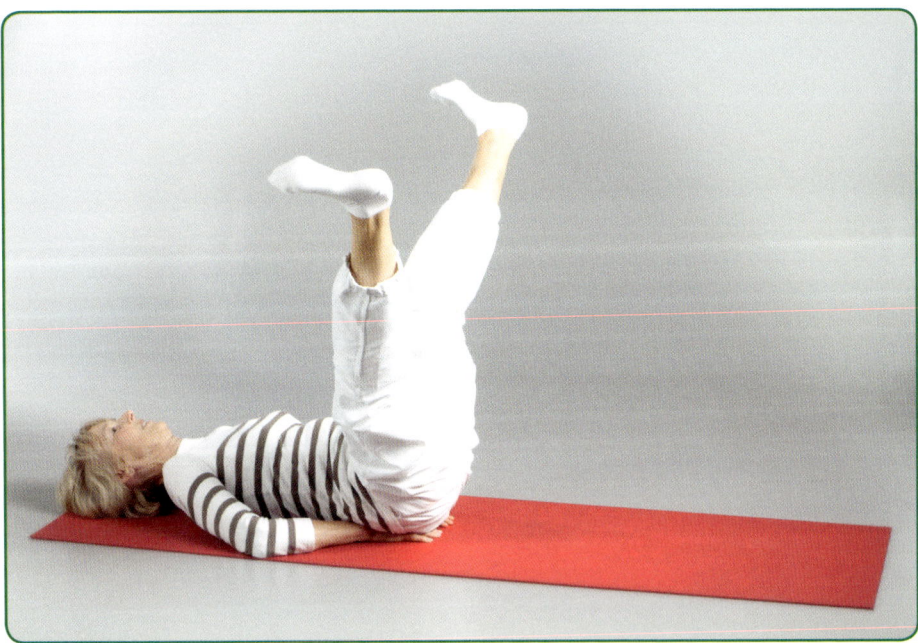

18. Umarme den Ball (Jellyfish-Übung)

1. In Rückenlage stellen Sie die Beine auf. Die Arme sind weit ausgebreitet, im rechten Winkel zum Körper.
2. Stellen Sie sich vor, dass etwa einen halben Meter über Ihrem Körper ein großer Ball schwebt (etwa einen halben Meter im Durchmesser), den Sie umarmen wollen.
3. Sie umgreifen den imaginären Ball, bleiben dabei mit dem Rücken am Boden und strecken die Arme weit aus den Schultern heraus.
4. Dann lassen Sie den Ball wieder los und breiten die Arme wieder am Boden aus.

Während Sie den Ball umfassen, atmen Sie mit einem Ton aus. Beim Einatmen breiten Sie die Arme am Boden aus.

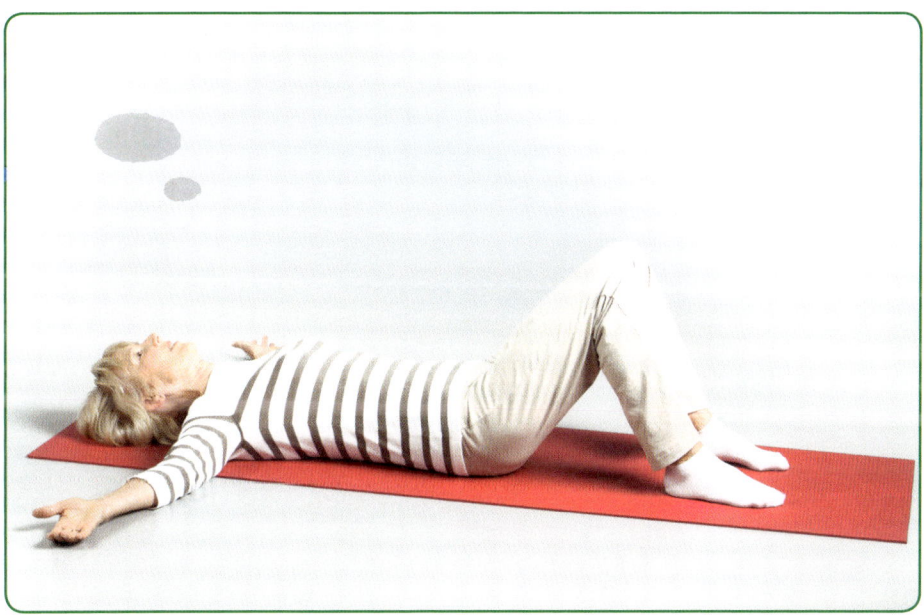

Übung 18: Umarme den Ball

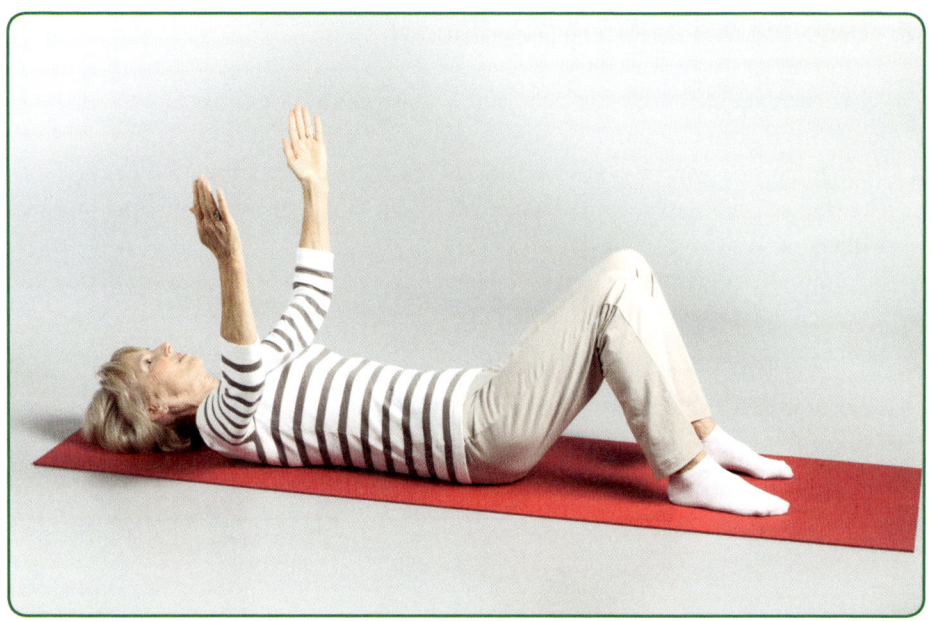

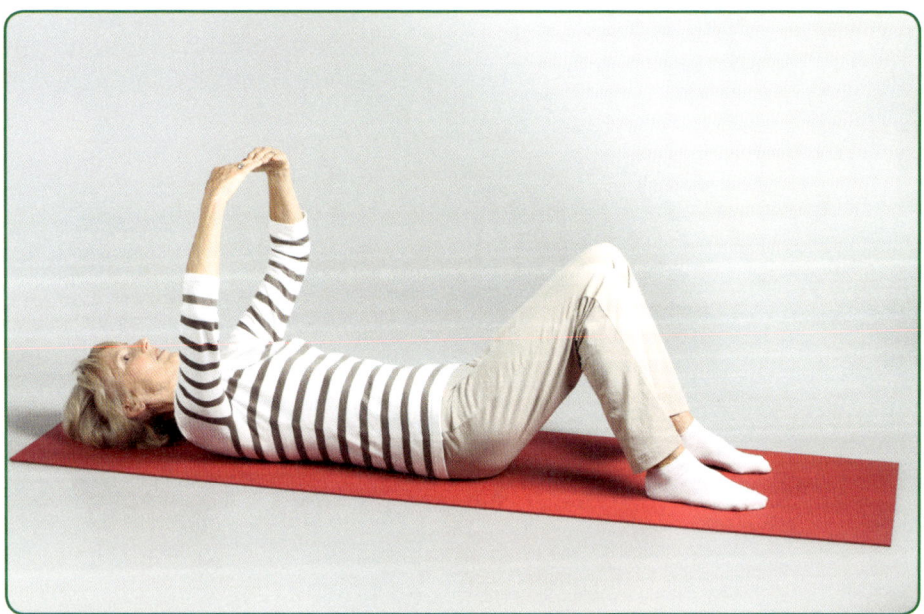

19. *Schmetterlingsbeine (Jellyfish-Übung)*

Variante 1: Mit aufgestellten Beinen

Sie liegen in Rückenlage mit aufgestellten Beinen. Die Füße stehen direkt nebeneinander, sodass die Innenkanten sich berühren.

1. Die Arme und Hände werden nach Belieben positioniert.
2. Nun lassen Sie die Knie auseinandergehen, so weit sie können (nicht mit Gewalt herunterdrücken!), und führen sie dann wieder zusammen, bis sie sich fast berühren.
3. Nach einigen Zyklen koordinieren Sie die Bewegung mit Ihrer Atmung.

Schnelle Variante:

1. Rollen Sie beim Einatmen das Becken nach hinten und führen Sie gleichzeitig die Knie auseinander.
2. Beim Ausatmen führen Sie sie wieder zusammen und rollen das Becken nach vorn und oben.

TIPP

Sie können diese Übung mit der Raupe auf Seite 107 kombinieren!

Langsame Variante:

1. Bei jedem Einatmen führen Sie die Knie nur ein kleines Stück weit auseinander. Beim Ausatmen halten Sie die Knie in dieser Position.
2. Haben Sie die maximale Dehnung (die sich noch bequem anfühlt) erreicht, führen Sie die Knie bei jedem Ausatmen ein kleines Stück zusammen und halten sie in dieser Position beim Einatmen.

TIPP 1

Diese Variante können Sie in sich nochmals variieren, je nachdem wie groß Sie die Strecke beim Atemzug gestalten.

> **TIPP 2**
>
> Versuchen Sie beim Ausatmen einen Ton kommen zu lassen und lauschen Sie dabei, ob die Vibrationen bis in die Stimmbänder reichen.

> **TIPP 3**
>
> Diese Übung können Sie bis zu 15 Minuten lang durchführen. Nehmen Sie sich jedoch unbedingt Zeit für die Reorientierung und Integration!

Variante 2

Wie das Erden in der Luft, Seite 84, nur als Quallenübung.

20. *Die Wand verschieben (Jellyfish-Übung)*

Diese Übung kräftigt die Arme, die Hände und den ganzen Oberkörper. Sie erdet und zentriert und unterstützt die Atmung und die Pulsation.

Variante 1

1. Stellen Sie sich in der Grundstellung so vor eine Wand, dass sie mit fast ausgestreckten Armen gut zu erreichen ist.
2. Legen Sie die gespreizten Fingerspitzen oder, wenn Ihnen das zu anstrengend ist, die gespreizten ganzen Handflächen im schulterbreiten Abstand an die Wand. Die Arme lassen Sie leicht angewinkelt.
3. Nun lehnen Sie sich mit Ihrem Gewicht auf den Händen gegen die Wand und winkeln dabei die Arme stark an. Auch die Knie bleiben leicht angewinkelt, die Fußsohlen sollten so weit wie möglich am Boden bleiben.
4. Dann stemmen Sie sich von der Wand ab, indem Sie die Arme strecken bis kurz vor der vollen Streckung.
5. Nachdem Sie diese Sequenz einige Male durchgeführt haben, koordinieren Sie sie mit Ihrer Atmung. Beim Anlehnen atmen Sie kräftig ein, beim Abstemmen ebenso kräftig aus. Das Tempo der Übung passen Sie bitte Ihrem Atemtempo an!

Variante 2

1. Stellen Sie sich im Abstand von etwa 30 Zentimetern mit dem Rücken zu einer Wand. Nehmen Sie die Grundstellung ein und lehnen Sie nun den Oberkörper an die Wand.
2. Achten Sie darauf, möglichst viel Fläche Ihrer Körperrückseite an die Wand zu bringen: Hinterkopf, Schultergürtel, Rücken, Gesäß und bitte auch die Arme und Hände (mit den Handflächen oder den Handrücken, wie es bequemer für Sie ist).
3. Beim Einatmen stemmen Sie sich nun mit dem gesamten Oberkörper fest gegen die Wand und unterstützen Sie das zusätzlich mit den Füßen.
4. Beim Ausatmen entspannen Sie sich, indem Sie ohne Druck an der Wand lehnen.
5. Wieder bestimmt das Atemtempo, das sich am bequemsten anfühlt, wie schnell oder langsam Sie die Übung durchführen.

8.4 Dehnen und Beweglichkeit

21. Kopfdrehen – Kleine Serie

Für geschmeidige Nackenmuskeln und einen weiten Blickwinkel.

> **TIPP**
>
> Vermeiden Sie es, den Kopf nach hinten zu neigen!

1. Nehmen Sie die Grundstellung ein und schauen Sie möglichst auf eine ruhige Fläche, die Ihren Blick nicht einfängt.
2. Legen Sie den Kopf langsam schief, so weit Sie ohne Mühe kommen, so, als wollten Sie Ihr Ohr auf die Schulter legen.
3. Richten Sie den Kopf wieder auf, verharren Sie einen Moment in der Aufrichtung und legen den Kopf dann zur anderen Seite. Dreimal zu jeder Seite.
4. Ziehen Sie Ihr Kinn langsam möglichst eng an die Kehle, richten Sie dabei den Hinterkopf auf. Dreimal hintereinander.
5. Drehen Sie den Kopf langsam zu einer Seite, so weit Sie bequem kommen, und lassen ihn dabei gerade aufgerichtet. Schauen Sie dabei auch in die seitliche Richtung. Bleiben Sie für drei Atemzüge in der Seitwärts-Position.
6. Drehen Sie nun den Kopf langsam zur anderen Seite und verharren Sie in der Mittellinie wieder für einen Moment. Wiederholen Sie dies dreimal zu jeder Seite.

22. Traubenpflücken

1. Nehmen Sie die Grundstellung ein und gehen Sie etwas tiefer in die Knie als sonst.
2. Strecken Sie Ihre Arme und Hände so weit nach oben zur Decke, wie Sie können.
3. Stellen Sie sich vor, dass dort kurz oberhalb Ihrer Reichweite saftige reife Weintrauben hängen, die Sie gern pflücken möchten.
4. Schauen Sie nach oben und strecken Sie mit greifenden Bewegungen Ihre Arme und Hände noch weiter aus, abwechselnd und miteinander.
5. Achten Sie darauf, dass Sie dabei die Knie gebeugt lassen, denn nur dann streckt sich auch die Muskulatur um die untere Wirbelsäule.
6. Lassen Sie nach etwa drei Minuten die Arme sinken und schütteln Sie sie aus. Lassen Sie Ihren Körper Ausgleichsbewegungen finden.

23. Die Fahnenstange bei Windstille

1. Nehmen Sie die Grundstellung ein und beugen Sie die Knie etwas mehr.
2. Strecken Sie die Arme über den Kopf und verschränken Sie die Hände. Der Blick ist gerade nach vorn gerichtet.
3. Strecken Sie beim Einatmen die Hände und Arme so weit wie möglich senkrecht nach oben und beugen Sie gleichzeitig die Knie etwas stärker.
4. Beim Ausatmen strecken Sie die Knie und entspannen die Arme etwas.
5. Nach fünf Atemzyklen lassen Sie die Arme sinken und schütteln sie aus. Lassen Sie Ihren Körper Ausgleichsbewegungen finden.

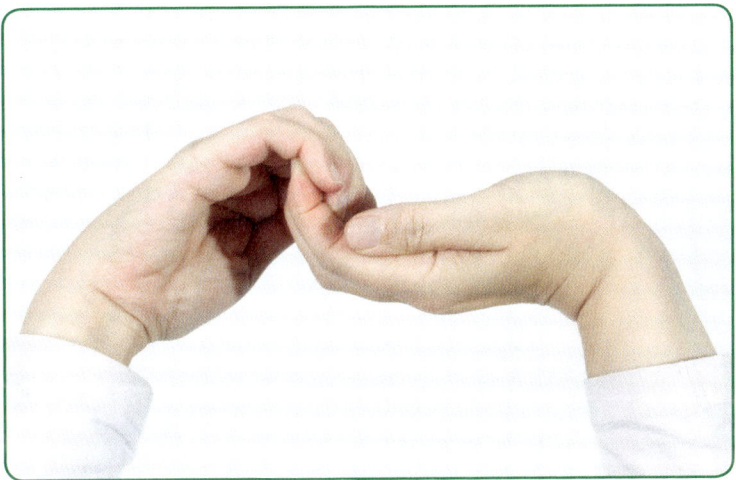

Übung 23: Die Fahnenstange bei Windstille

24. Der Wind bewegt die Fahne

1. Nehmen Sie die Grundstellung ein.
2. Strecken Sie die Arme über den Kopf und verschränken Sie die Hände. Der Blick ist gerade nach vorn gerichtet.
3. Drehen Sie nur den Oberkörper in eine Richtung, so weit Sie kommen, bleiben Sie dabei ganz gerade. Halten Sie die Position für drei Atemzyklen.
4. Drehen Sie nun den Oberkörper in die andere Richtung und halten Sie diese Position ebenfalls für drei Atemzyklen.
5. Drehen Sie den Oberkörper wieder nach vorn, lassen Sie die Arme sinken und schütteln Sie sie aus. Lassen Sie Ihren Körper Ausgleichsbewegungen finden.

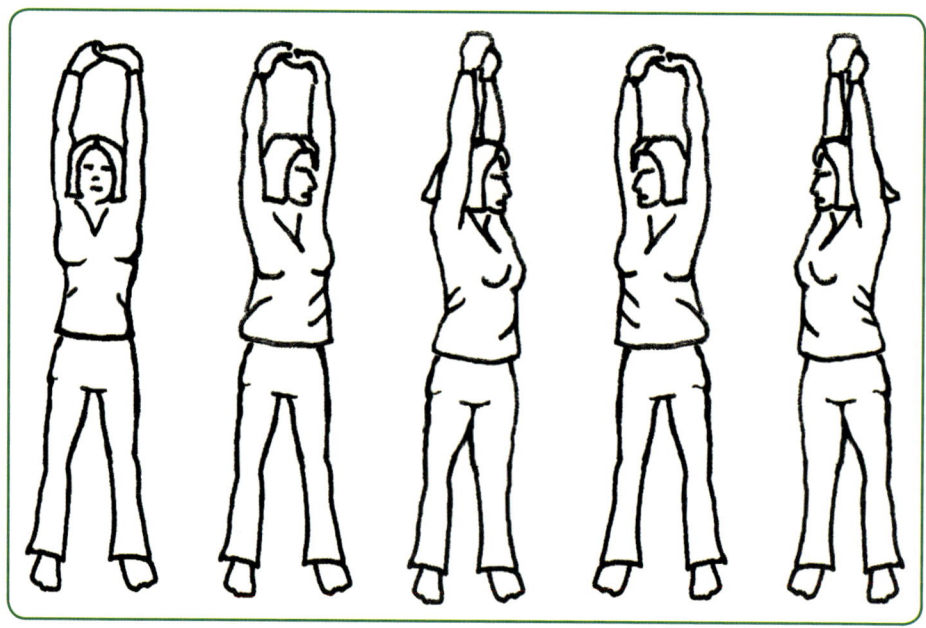

Übung 24: Der Wind bewegt die Fahne

25. Seitenwind

1. Nehmen Sie die Grundstellung ein.
2. Strecken Sie die Arme über den Kopf und verschränken Sie die Hände. Der Blick ist gerade nach vorn gerichtet.
3. Beugen Sie nun nur den Oberkörper zu einer Seite, so weit Sie kommen, und strecken Sie dabei die Arme, so weit es geht. Bleiben Sie dabei genau in der Achse, also ohne nach vorn oder hinten zu kippen. Halten Sie die Position für drei Atemzyklen.
4. Beugen Sie nun den Oberkörper in die andere Richtung und halten Sie diese Position ebenfalls für drei Atemzyklen.
5. Richten Sie den Oberkörper wieder auf, lassen Sie die Arme sinken und schütteln Sie sie aus. Lassen Sie Ihren Körper Ausgleichsbewegungen finden.

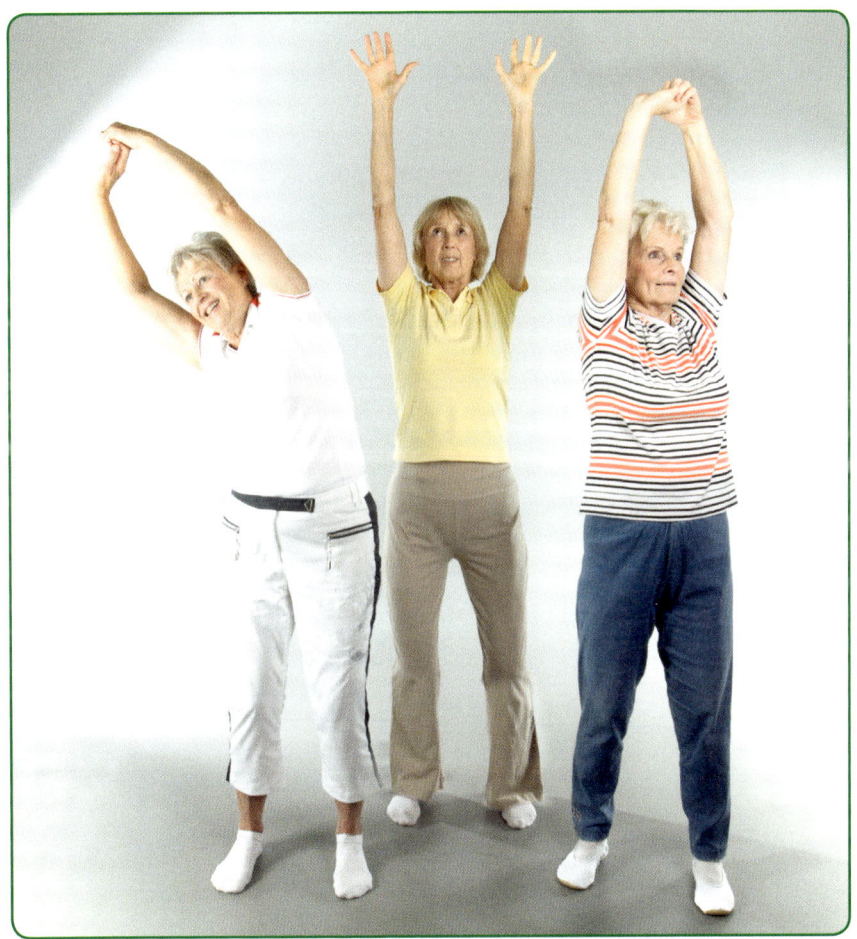

Übungen 25, 22 und 24: Seitenwind, Traubenpflücken und Der Wind bewegt die Fahne

26. Der Jesus von Rio

Mehr Raum im Schulter-Nackenbereich!

1. Nehmen Sie die Grundstellung ein.
2. Breiten Sie die Arme parallel zum Boden seitwärts auf Schulterhöhe so weit wie möglich aus. Die Handflächen zeigen zuerst nach unten und in der Variante nach oben.
3. Strecken Sie die Arme so weit wie möglich aus. Strecken Sie auch die Hände und Finger so weit wie möglich. Halten Sie die Position für zehn Atemzyklen.
4. Dann lassen Sie die Arme sinken, schütteln Sie sie aus und nehmen Sie die Position erneut ein, diesmal mit den Handflächen nach oben.

27. Die komplette Qualle im Stehen

1. Nehmen Sie die Grundstellung ein und stellen Sie dabei die Füße etwas weiter auseinander, etwa 40 Zentimeter (an den Fußinnenkanten). Die Arme hängen locker an den Beinen entlang herab.
2. Beim Einatmen schwingen Sie die Arme leicht angewinkelt erst nach vorn und breiten sie dann auf Schulterhöhe ganz aus. Gleichzeitig beugen Sie die Knie und lassen sie auseinandergehen. Außerdem heben Sie den Kopf etwas und öffnen Mund und Augen weit. Der Blick ist geradeaus gerichtet.
3. Wenn Sie maximal eingeatmet haben, halten Sie für einige Sekunden die Position.
4. Beim Ausatmen lassen Sie die Knie wieder nach vorn kommen und nehmen gleichzeitig die Hände und Arme hinunter und nach vorn, bis die Hände übereinandergelegt fast vorne am Körper liegen. Gleichzeitig strecken Sie die Knie etwas. Senken Sie auch den Kopf, bis Sie nach unten schauen.
5. Wieder halten Sie die Position beim Ausatmen für einige Sekunden.
6. Nach etwa zehn Atemzyklen lassen Sie die Arme sinken und schütteln sie aus. Lassen Sie Ihren Körper Ausgleichsbewegungen finden.

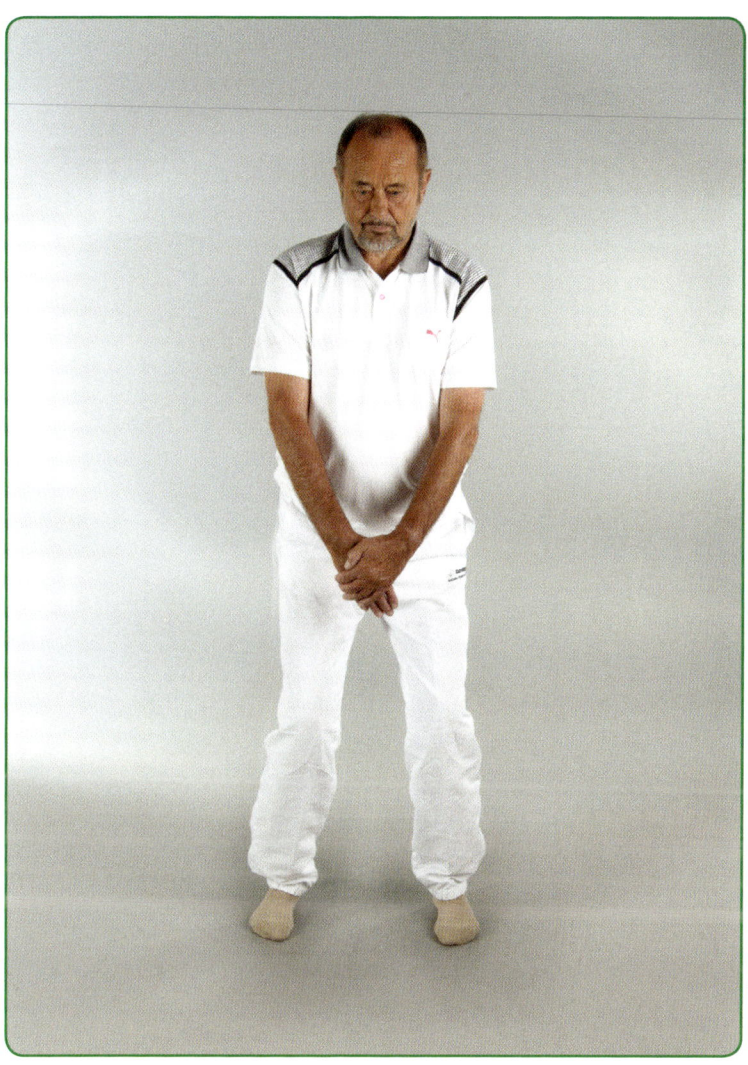

Übung 27: Die Qualle im Stehen

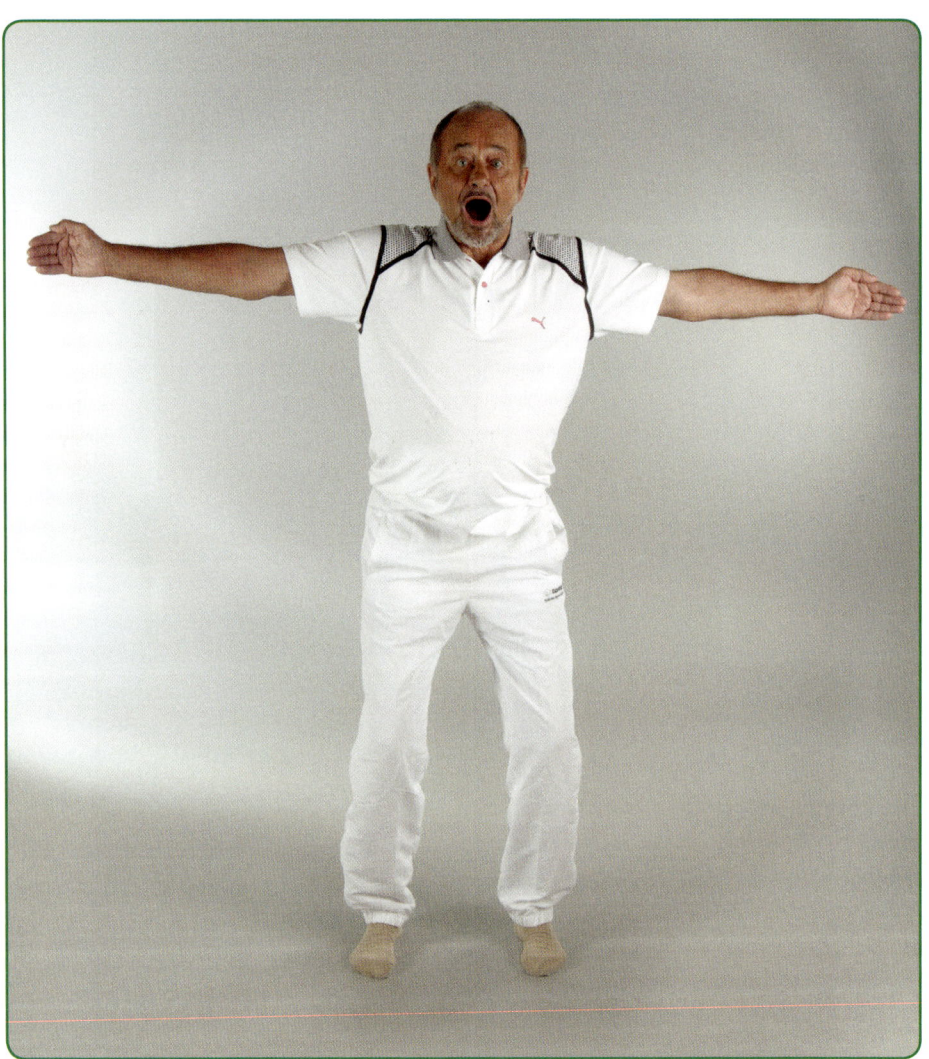

28. Rückwärtsdehnen der Schultern

> **TIPP**
>
> Führen Sie drei Wiederholungen aus.

1. Nehmen Sie die Grundstellung ein und schauen Sie geradeaus.
2. Falten Sie Ihre Hände hinter dem Rücken und drehen Sie sie dann so, dass die Handflächen nach unten zeigen.
3. Heben Sie nun die gefalteten Hände bei gestreckten Armen nach hinten und oben so weit, wie es ohne Schmerzen geht. Halten Sie diese Position für etwa zwei Atemzüge.
4. Diese Übung kann auch als Quallenübung durchgeführt werden. Dafür atmen Sie beim Heben ein und beim Senken aus.

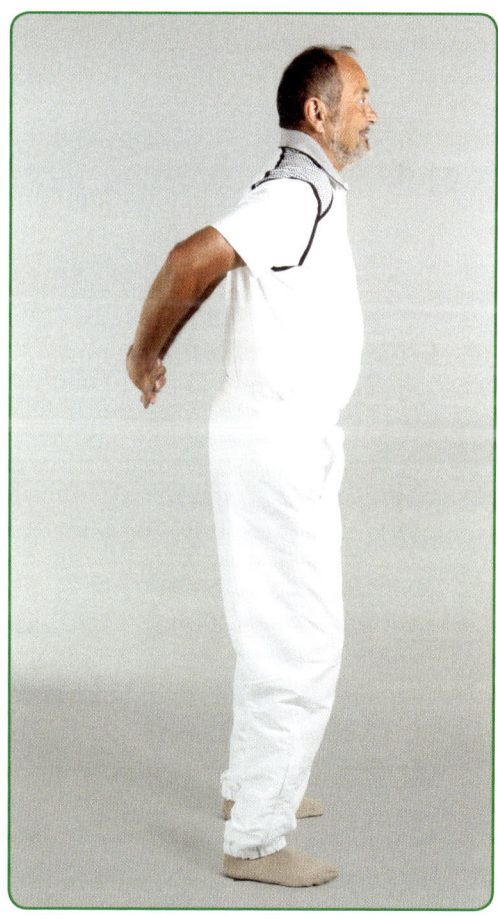

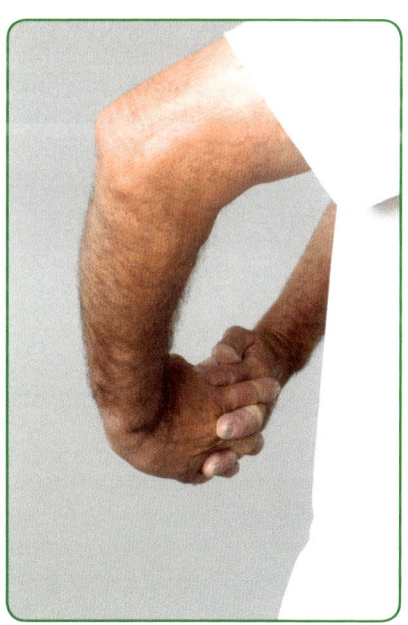

Übung 28: Rückwärtsdrehen der Schultern

29. Beckenkreisen in Zeitlupe

1. Nehmen Sie die Grundstellung ein. Stemmen Sie die Hände in die Seiten und rutschen Sie mit ihnen am Körper herab, bis sie auf dem oberen Beckenrand liegen. So können Sie besser merken, ob Sie die Bewegungen wie beschrieben ausführen.
2. Schieben Sie nun das Becken so weit, wie es Ihnen möglich ist, nach rechts. Die Beine und der Oberkörper bleiben dabei so gerade aufgerichtet wie möglich.
3. Nun schieben Sie das Becken ganz nach links.
4. Jetzt probieren Sie die Kombination abwechselnd von rechts nach links.
5. Kombinieren Sie diese Bewegung mit dem Atem: Beim Einatmen schieben Sie aus der Mittellinie nach außen, beim Ausatmen holen Sie das Becken in die Mittellinie; beim nächsten Einatmen wieder nach außen zur anderen Seite.
6. Führen Sie diese Übung etwa sieben- bis zehnmal durch.
7. Nun beachten Sie denselben Ablauf, bewegen jedoch diesmal das Becken nach vorn und nach hinten.
8. Schieben Sie das Becken ganz nach vorn, von da aus zu einer Seite, von da aus nach hinten und dann zur anderen Seite, zum Schluss wieder nach vorn, sodass ein Kreis entsteht.
9. Kreisen Sie etwa sieben- bis zehnmal, bevor Sie die Richtung wechseln und andersherum kreisen.

30. Grätsche im Sitzen

TIPP 1

Diese Übung kann als Bewegungsübung, Dehnübung oder Quallenübung eingesetzt werden.

TIPP 2

Führen Sie etwa zehn Wiederholungen aus.

1. Setzen Sie sich auf den Boden, winkeln Sie die Beine an und legen Sie die Fußflächen aneinander.
2. Legen Sie die Hände oben auf die Beine in Kniehöhe und drücken Sie sie mit dem
   Einatmen langsam herab Richtung Boden, so weit, wie es ohne Widerstand und
   Schmerzen geht. Sie können sich dabei etwas vorbeugen.
3. Beim Ausatmen drücken Sie mit den Knien die Hände hoch, die leichten bis mit-
   telschweren Widerstand bieten.

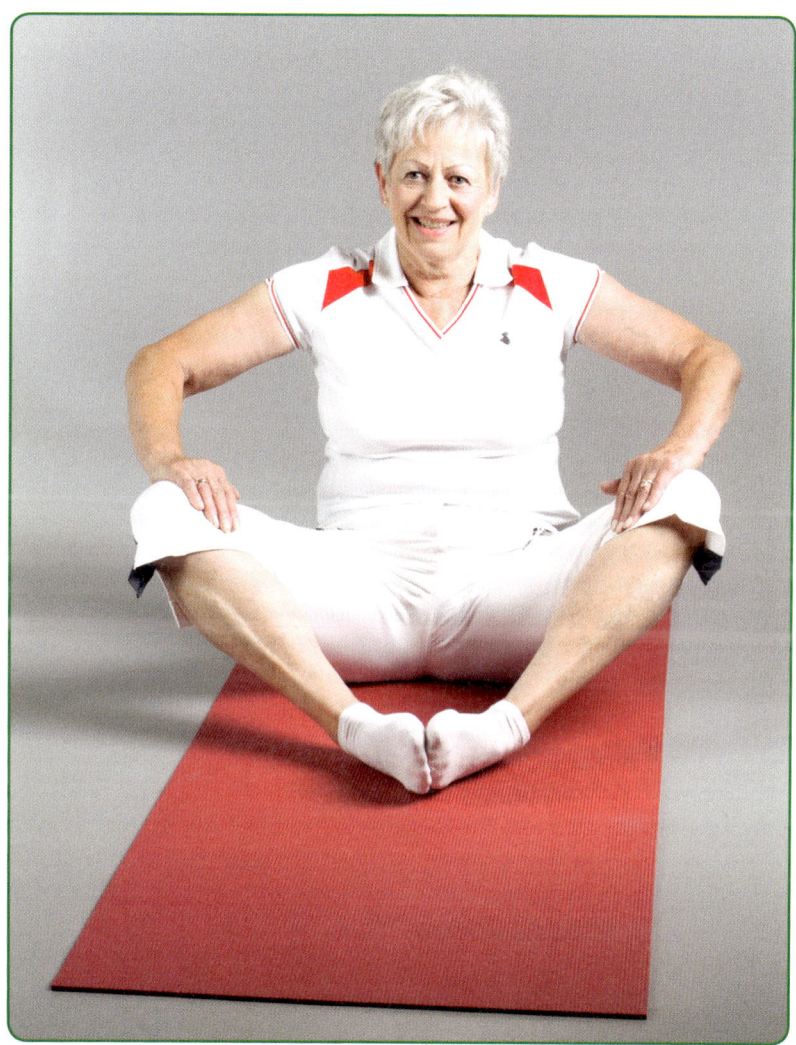

Übung 30: Grätsche im Sitzen

31. Ausfallschritt

Diese Übung liest sich sehr einfach, hat es aber, was die Dehnung der Wadenmuskeln und der Achillessehne betrifft, in sich.

1. Nehmen Sie die Grundstellung ein. Stellen Sie nun einen Fuß in einer Linie vor den anderen (Sie können sich gern an einer Wand oder einem Möbelstück etwas abstützen, damit Sie das Gleichgewicht halten). Schieben Sie nun den vorderen Fuß so weit nach vorn, wie Sie noch ganz auf dem anderen Fuß stehen können, ohne dessen Ferse anheben zu müssen. Der Oberkörper bleibt dabei ganz gerade.
2. Lassen Sie dabei beide Knie leicht gebeugt.
3. Bleiben Sie so für etwa zehn Atemzüge.
4. Wechseln Sie dann die Fußpositionen.

Danach gehen Sie etwa zwei Minuten im Raum herum und spüren den Empfindungen in Ihren Unterschenkeln nach.

32. Armschwingen

Eine wunderbare Übung, um Verspannungen im Nacken und im Schultergürtel zu lockern und um die Atmung anzuregen.

1. Nehmen Sie die Grundstellung ein.
2. Formen Sie mit der rechten Hand eine lockere Faust. Dann lassen Sie Ihren rechten Arm aus der Schulter schwingen, als ob Sie ein Pendel anstoßen. Lassen Sie die Schwünge größer werden, wie damals als Kind in der Schiffsschaukel. Sie können auch einige Überschläge, also ganze Kreise ausprobieren. Dabei lassen Sie den Arm regelrecht „fliegen". Wenn Sie ganze Kreise durchführen, unbedingt auch die Richtung wechseln!
3. Lassen Sie sich tief und ungehindert durch den offenen Mund ein- und ausatmen.
4. Dann verlangsamen Sie die Schwünge, bis der Arm wie ein Pendel von selbst zur Ruhe kommt. Nehmen Sie sich einen Moment Zeit, um Ihre rechte und Ihre linke Körperseite zu vergleichen.
5. Dann wechseln Sie zum linken Arm.

33. Beinschwingen

Damit lockern Sie die Muskeln rings um Ihre Hüftgelenke.

TIPP

Probieren Sie aus, wie der Unterschied ist, wenn Sie Ihr Bein kontrolliert führen und wenn Sie es wirklich frei schwingen lassen.

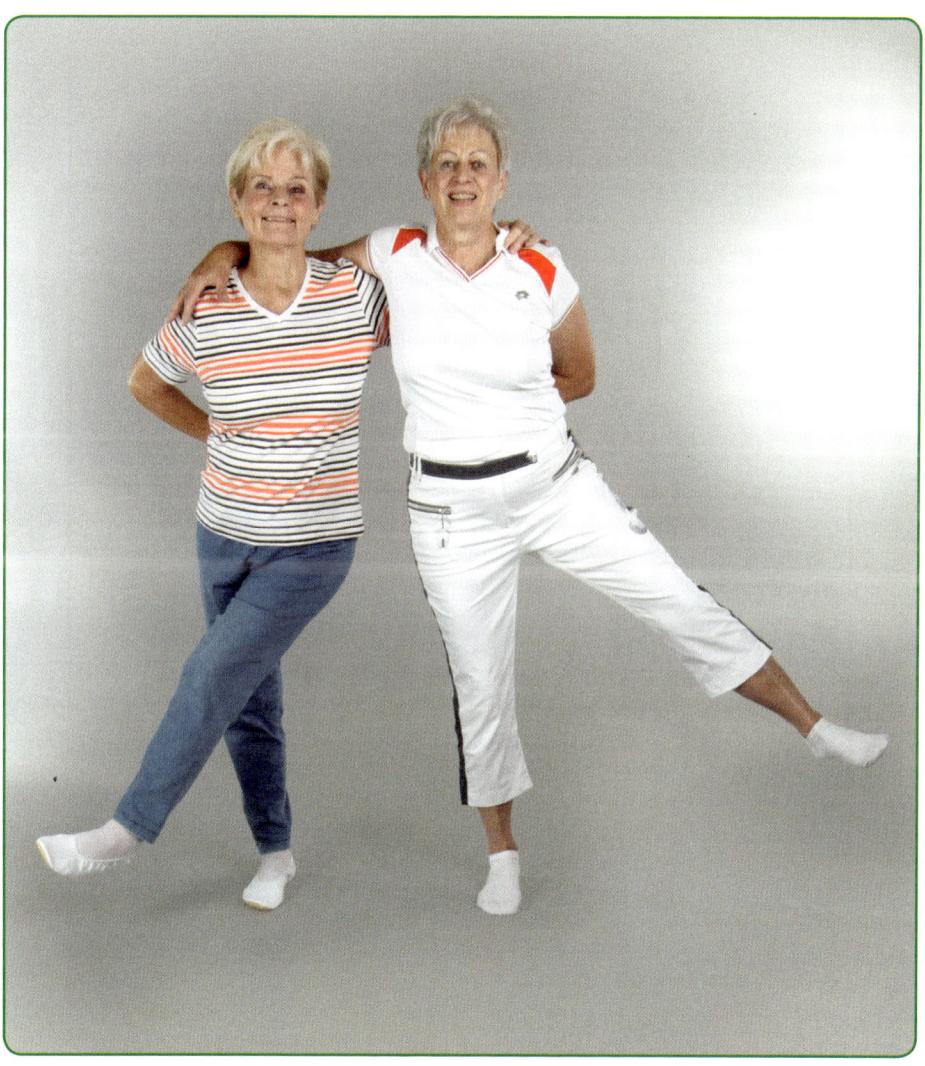

Übung 33: Beinschwingen

1. Stellen Sie sich so nahe an eine Wand, eine Sofalehne oder Ähnliches, dass Sie mit einer Hand Halt finden können, wenn nötig.
2. Verlagern Sie Ihr Gewicht auf einen Fuß und lassen Sie das andere Bein vor- und zurückschwingen wie ein großes Pendel, erst gemächlich, dann weiter und schneller. Dabei darf der schwingende Fuß ruhig etwas den Boden berühren. Gestalten Sie eine schöne Spannungskurve mit einem Höhepunkt, wonach Sie die Bewegung ausklingen lassen. Wechseln Sie danach zum anderen Bein.
3. Stellen Sie sich wieder auf den anderen Fuß und lassen Sie das andere Bein nun vorm Körper seitwärtsschwingen. Ansonsten genauso wie oben.

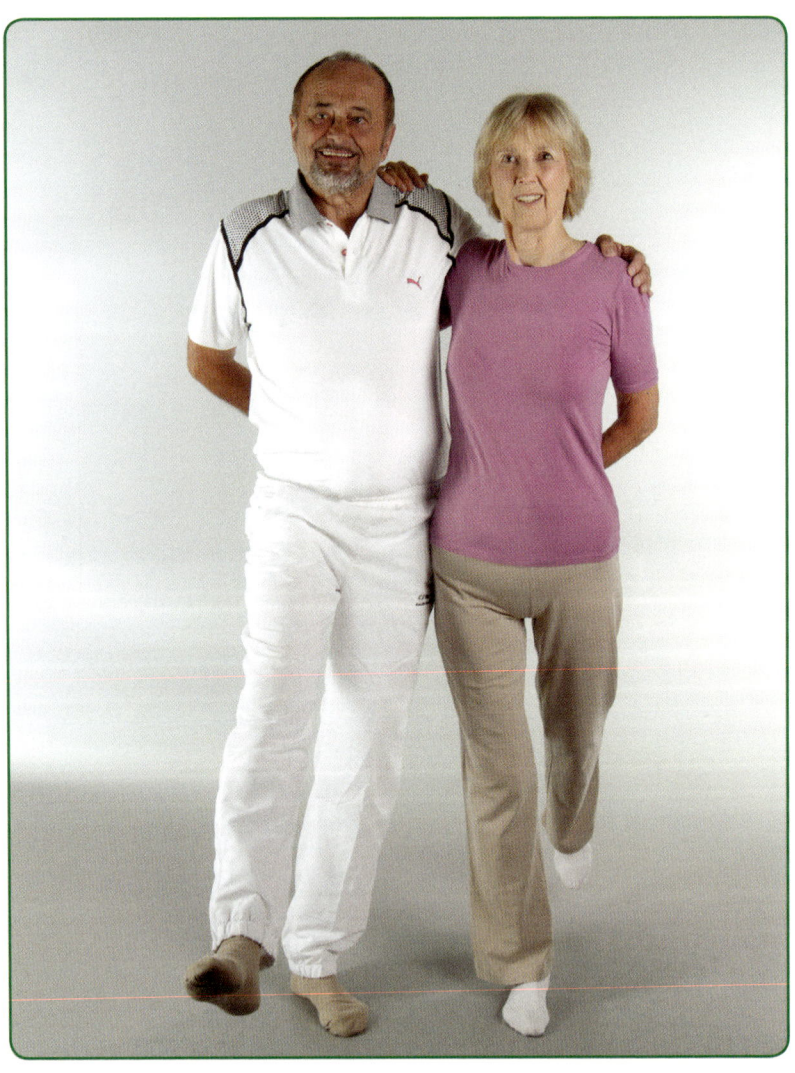

34. Grätschgang

Mit dieser Übung dehnen und vitalisieren Sie Ihre Adduktoren, also die Muskeln an der Innenseite der Oberschenkel.

TIPP

Bleiben Sie die ganze Zeit über gerade aufgerichtet!

---

1. Gehen Sie gemächlich durch den Raum.
2. Nach einigen Schritten setzen Sie jeden Schritt etwas weiter zur Seite. Probieren Sie aus, wie weit Sie beim Gehen in die Grätsche kommen.
3. Nach etwa 20 Schritten im maximalen Grätschgang setzen Sie bei jedem Schritt die Füße etwas enger zueinander.

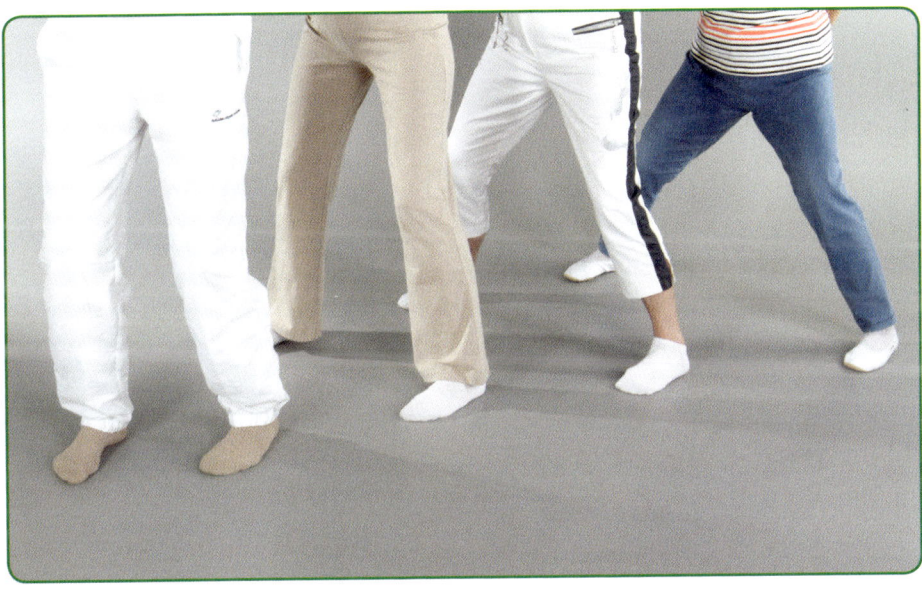

Übung 34: Grätschgang

35. Rennpferd

Nackenverspannungen sind extrem verbreitet und das leidige HWS-(Halswirbel-säulen-)Syndrom ist ebenso hart-„näckig" wie unangenehm. Tun Sie etwas dagegen – zum Beispiel mit dieser Übung.

1. Gehen Sie gemächlich im Raum herum. Stellen Sie sich dabei vor, Sie wären ein Rennpferd nach dem Rennen und dürften nun den Kopf ganz weit nach vorn schieben. Lassen Sie ihn beim Gehen leicht mitnicken, so, wie es auch Pferde tun.
2. Schieben Sie dabei das Kinn nach vorn.
3. Danach schieben Sie die Stirn nach vorn.
4. Dann lassen Sie den Kopf maximal hängen.

Führen Sie jede Variante für etwa 30 Schritte aus.

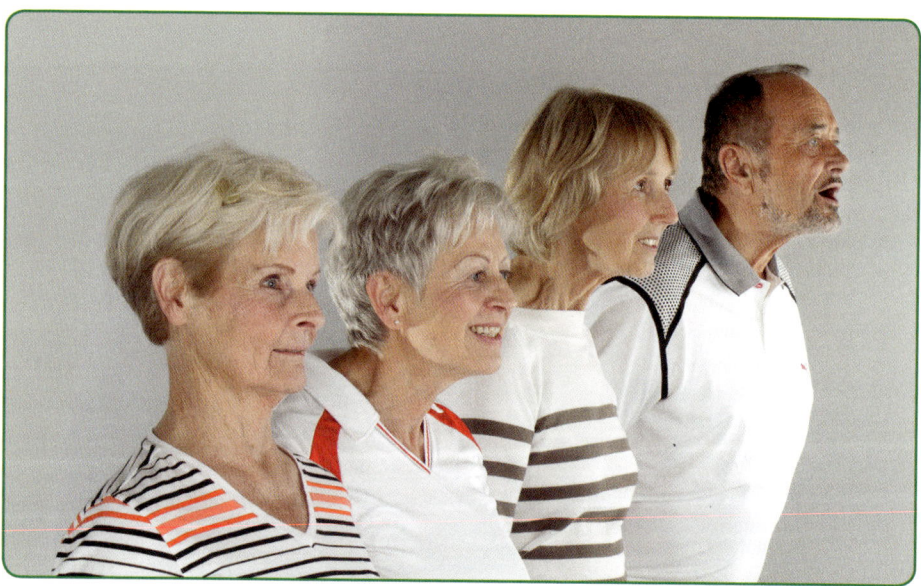

Übung 35: Rennpferd

36. Die Raupe

So wird Ihr unterer Kreuzbereich wieder geschmeidig!

1. Stellen Sie Ihre Füße etwa schulterbreit auf. Die Hände können auf den Bauch gelegt werden oder die Arme auf den Boden neben den Körper, in einem leichten, angenehmen Winkel.
2. Beim Einatmen rollen Sie Ihren Kopf leicht nach hinten, ebenso das Becken. Beim Ausatmen wird der Kopf nach vorn gerollt, das Becken ebenso, dabei wird es am Ende der Bewegung angehoben.

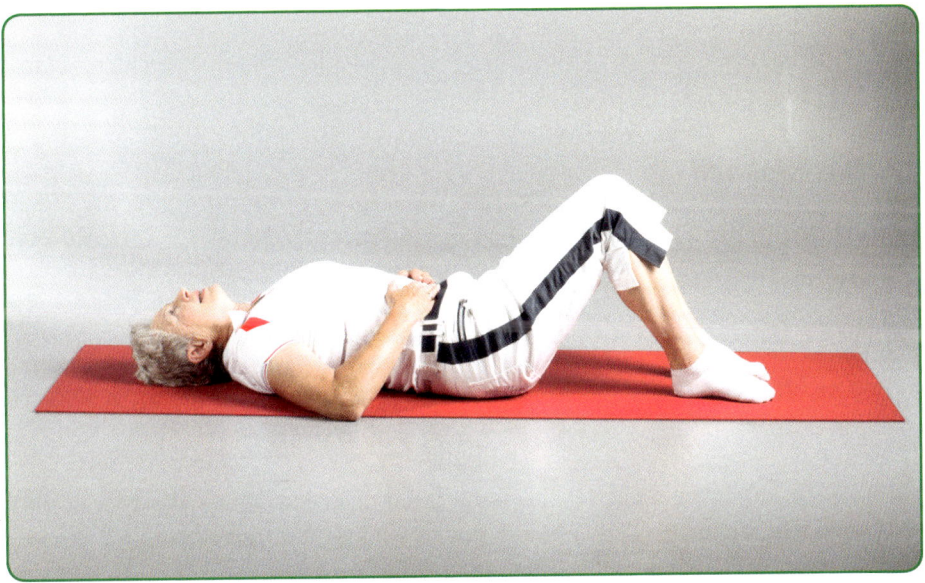

Übung 36: Die Raupe

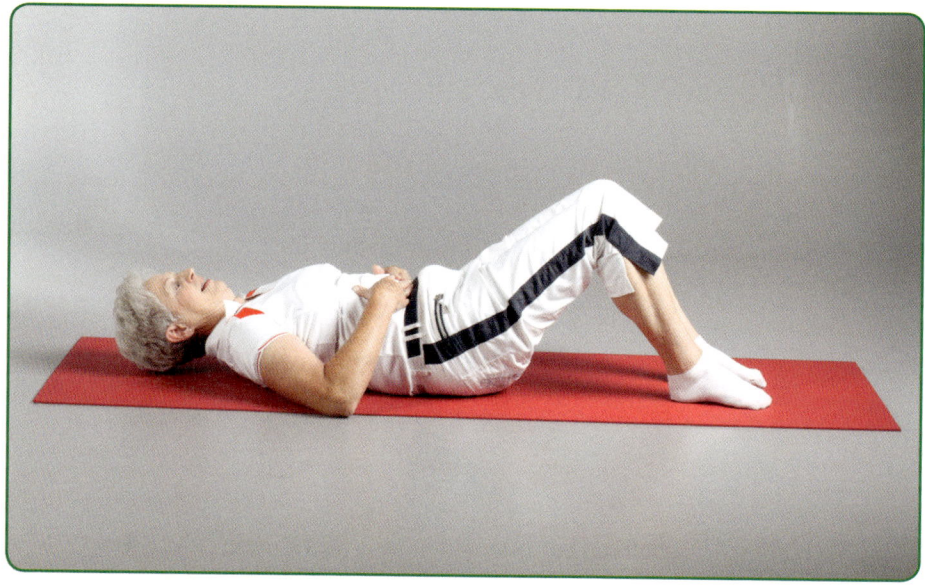

37. Das Krokodil

Diese Übung dehnt den Bereich des Beckens und der unteren Wirbelsäule.

Variante 1: Das einfache Krokodil

1. Stellen Sie Ihre Beine so auf, dass sie innen aneinanderliegen. Die Arme strecken Sie im rechten Winkel zum Körper auf Schulterhöhe, ebenso die Hände und Fingerspitzen.
2. Die Knie halten Sie dicht nebeneinander und neigen sie nun zu einer Seite zum Boden, bis das untere Bein auf dem Boden aufliegt. Dabei bleiben die Beine eng beieinander! Gleichzeitig drehen Sie den Kopf im gleichen Tempo zur anderen Seite, so weit, wie es geht. So für etwa vier Atemzyklen bleiben.
3. Danach zur anderen Seite.
4. Nach etwa drei Durchgängen kann der Bewegungsablauf mit der Atmung kombiniert werden. Dafür atmen Sie bei jeder Auswärtsbewegung ein. Bei Bewegungen, die zur Mittellinie führen, atmen Sie aus.

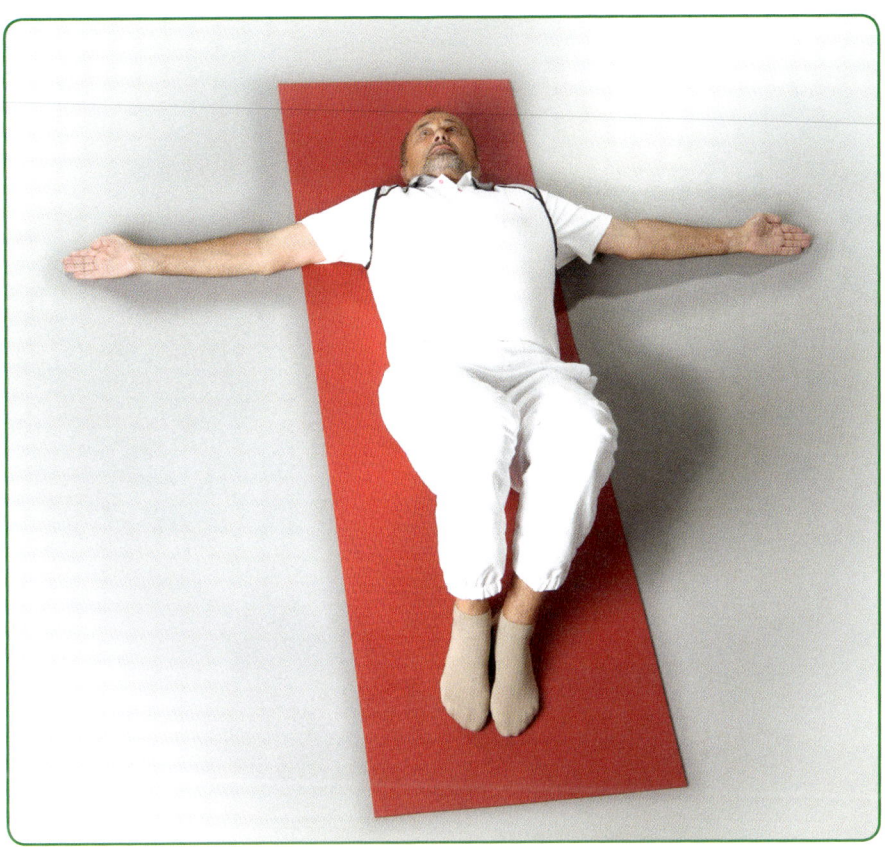

Übung 37: Das Krokodil

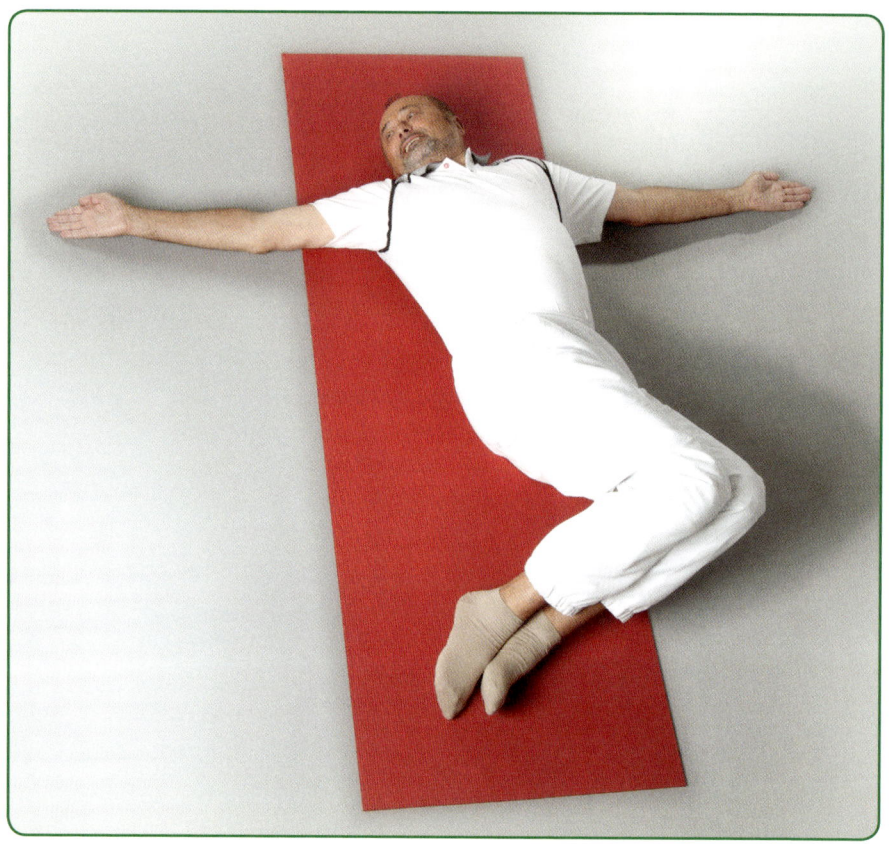

Variante 2: Das doppelte Krokodil

Diese Übung dehnt noch stärker. Sie sollten sie erst in Ihr Übungsprogramm aufnehmen, wenn Sie das einfache Krokodil gut beherrschen.

1. Wie beim einfachen Krokodil
2. Wie beim einfachen Krokodil; beim Seitwärtsneigen der Knie legen Sie hier jedoch das untere Bein vom Knie abwärts über das obere; so verstärkt es die Dehnung im unteren Rücken und in den inneren Beckenmuskeln.
3. Wie beim einfachen Krokodil

38. Pflug

Wenn Sie sich für ein, zwei Wochen jeden Tag Zeit für diese Übung nehmen, werden Sie merken, dass Ihre Geschmeidigkeit im Rückenbereich und in den Beinen sich beträchtlich steigert!

1. Setzen Sie sich auf den Boden und strecken Sie die Beine nebeneinander nach vorn aus. Die Zehen zeigen nach oben und die Knie sind leicht angewinkelt.
2. Beugen Sie sich nun nach vorn und umfassen Sie mit den Händen Ihre Zehen. Beugen Sie auch den Kopf, damit er nicht nach hinten abknickt.

Bleiben Sie so für etwa zehn Atemzyklen und probieren Sie dann aus, ob Sie Ihre Knie etwas strecken können, wobei Ihre Finger weiterhin die Zehen umfassen. Probieren Sie aus, wie weit die Dehnung ohne Beschwerden gehen kann, und bleiben Sie in der gefundenen Position für weitere zehn Atemzyklen.

39. Der Rückwärtspflug

Diese Übung dehnt die Wirbelsäule, besonders die Halswirbel.

1. Sie liegen in Rückenlage auf dem Boden. Stellen Sie die Füße auf und legen Sie die Hände mit den Handflächen nach oben unter den unteren Rücken und das Becken.
2. Heben Sie nun erst die Füße, dann die Beine an. Führen Sie sie in einem Halbkreis bis hinter den Kopf, so weit Sie kommen. Unterstützen Sie das Anheben wenn nötig mit den Händen.
3. Die Beine bleiben etwas angewinkelt und die Zehen sind Richtung Knie angezogen.
4. Bleiben Sie so für etwa 20 Atemzyklen und führen Sie die Beine dann langsam zurück, bis die Füße wieder auf dem Boden stehen.

8.5 Übungen auf dem schrägen Brett

Mit dem schrägen Brett nutzen wir die Schwerkraft, um die Wirbelsäule zu entlasten und zu dehnen. Ein solches Brett ist wesentlich preiswerter als die speziellen Hänge-vorrichtungen, die es zu kaufen gibt.

Vorbereitungen: Legen Sie das Brett mit einem Ende auf einen Sessel, ein Sofa oder Bett. Es geht auch im Bett auf den Fußrahmen. Das Brett muss unbedingt rutsch-fest aufliegen, prüfen Sie das durch Schieben und Rütteln am Brett! Legen Sie eine zusammengefaltete Decke auf das Brett, damit es nicht zu hart ist. Praktisch ist es, wenn Sie über dem oberen Ende etwas zum Festhalten haben. Ansonsten nehmen Sie einen stabilen Gürtel (der sollte Ihr Körpergewicht aushalten!), schließen Sie ihn und hängen ihn über die obere Kante. Dort können Sie sich mit den Händen beziehungs-weise mit einem Fuß einhaken.

Nach diesen Übungen sollten Sie sich nur sehr langsam aufrichten und sich Zeit zur Reorientierung lassen.

Variante: Sie können den Winkel des Bretts natürlich selbst bestimmen. Ich lege ein Ende auf das Klavier, dann ist der Winkel zum Boden wesentlich größer. Für die „Kopf-oben"-Übungen ist dieser Winkel noch wirkungsvoller und wohltuender.

40. Kopf oben auf dem schrägen Brett

1. Legen Sie sich mit dem Kopf nach oben und in Rückenlage so auf das Brett, dass Sie sich mit ausgestreckten Armen am oberen Ende (zum Beispiel am Gürtel) festhalten.
2. Strecken Sie sich aus und lassen Sie die Schwerkraft wirken. Atmen Sie dabei leicht und fließend bis in den Bauch.
3. Lassen Sie dann die Verankerung los und richten Sie sich langsam auf.

Variante:

Um den Rücken noch mehr zu entlasten, können Sie sich eine zusammengerollte Decke oder ein Kissen unter die Knie legen.

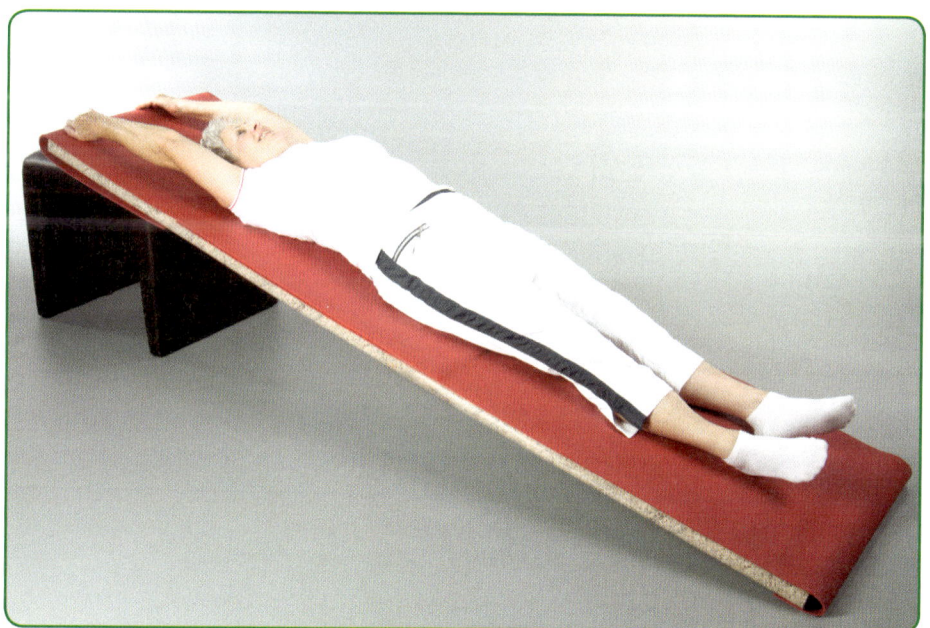

Übung 40: Kopf oben

41. Kopf oben – Pflug auf dem schrägen Brett

Diese Übung erfordert einige Kraft, sie kräftigt die Rücken- und Bauchmuskulatur. Wenn sie Ihnen zu schwierig ist, lassen Sie sie einfach weg.

1. Die Ausgangsposition ist wie bei der vorigen Übung. Dann stellen Sie die Füße auf, heben sie an und führen die Beine leicht angewickelt langsam so weit nach hinten über den Kopf, wie Sie kommen.
2. Atmen Sie kräftig und bleiben Sie so für etwa fünf bis zehn Atemzüge.
3. Stellen Sie dann die Füße auf, bleiben so für einige Atemzüge und stellen Sie die Füße dann auf den Fußboden, um sich anschließend langsam aufzurichten.

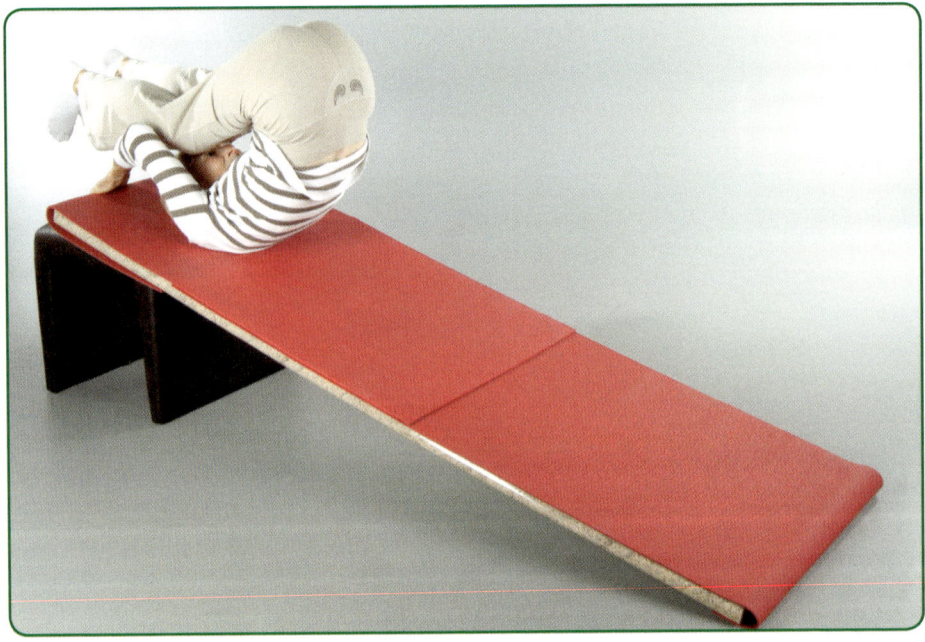

Übung 41: Kopf oben – Pflug

42. Kopf unten auf dem schrägen Brett

1. Setzen Sie sich auf das Brett mit dem Gesicht zum hohen Ende. Haken Sie einen Fuß am oberen Ende des Gürtels oder der Haltevorrichtung ein, legen Sie den anderen Fuß daneben und legen Sie sich zurück. Die Arme liegen ausgestreckt hinter dem Kopf parallel zum Körper.
2. Strecken Sie sich aus und lassen Sie die Schwerkraft wirken. Atmen Sie dabei leicht und fließend bis in den Bauch.
3. Stellen Sie dann die Füße auf, bleiben Sie so für einige Atemzüge und stellen Sie die Füße dann auf den Boden, um sich anschließend langsam aufzurichten.

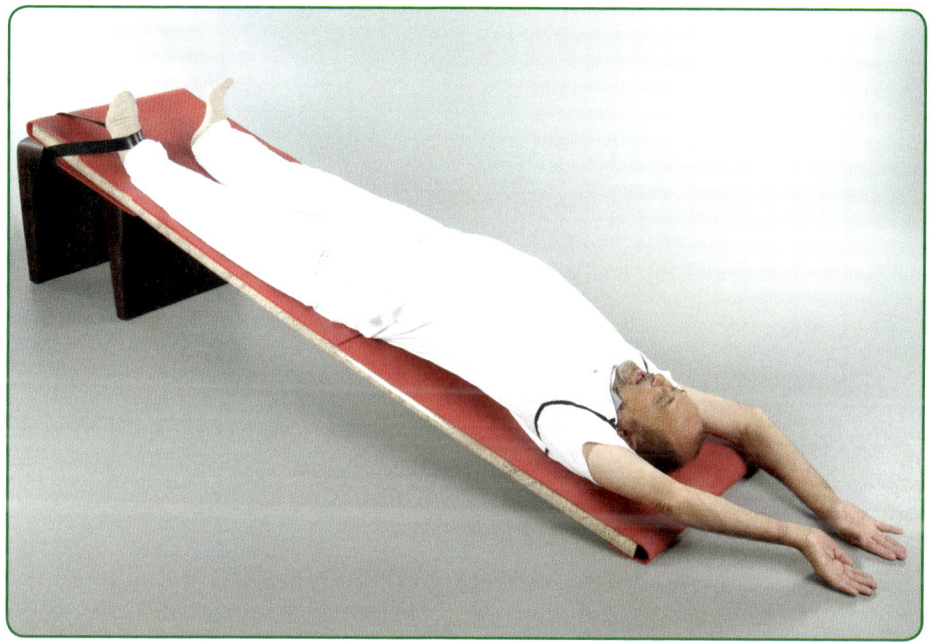

Übung 42: Kopf unten

43. Kopf unten – Pflug auf dem schrägen Brett

Diese Übung gibt den Bandscheiben richtig Raum und tut sehr gut. Allerdings sollte der Winkel nicht zu steil sein, etwa 50 Zentimeter Abstand zum Boden für den oberen Rand des Brettes reichen aus.

1. Die Position ist wie bei der vorigen Übung. Umfassen Sie mit den Händen die Kanten des Bretts, heben Sie die Füße an und führen Sie dann die Beine leicht angewinkelt langsam so weit nach hinten über den Kopf, wie Sie kommen, ohne den Halt zu verlieren.
2. Bleiben Sie so und atmen Sie kräftig für etwa eine Minute.
3. Stellen Sie dann die Füße auf, bleiben Sie so für einige Atemzüge und stellen Sie die Füße dann auf den Fußboden, um sich anschließend langsam aufzurichten.

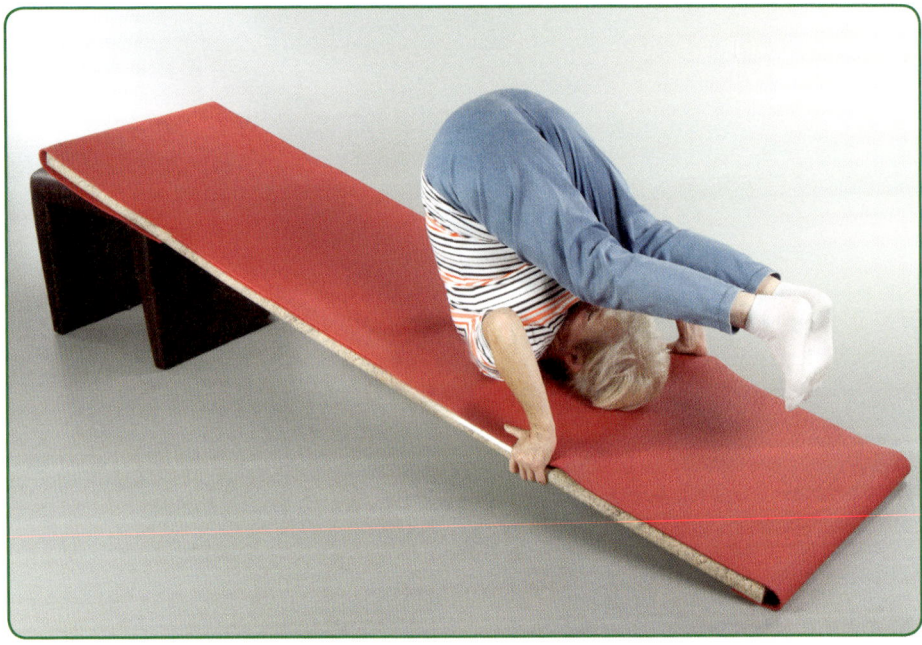

Übung 43: Kopf unten – Pflug

8.6 Stimme, Hals und Kiefer

Diese Übungen sind in mehrfacher Hinsicht sehr nützlich und sinnvoll. Sie erweitern Ihre Stimmfrequenz, sodass Sie sich genauer und lebendiger ausdrücken können, also auch besser verstanden werden. Verspannungen im Nacken bedeuten immer auch Verspannungen in der Kehle und im Unterkiefer. Wenn Sie diese lockern, sinkt das Risiko von Kopfschmerzen. Und Ihre Stimmung (die ja, wie das Wort aussagt, sehr viel mit der Stimme zu tun hat) hellt sich dauerhaft auf, wenn Sie viele verschiedene Töne und Tonlagen nutzen können.

Die Stimmübungen können im Sitzen, im Stehen und im Herumgehen durchgeführt werden. Bewegen Sie beim Tönen sachte Ihren Kopf, wie es grade zu den Tönen passt. Bemerken Sie, dass Ihr Körper sich zu den Tönen bewegen möchte? Prima, erlauben Sie sich das!

> **TIPP 1**
>
> Atmen Sie nach jeder Stimmübung für etwa eine halbe bis eine Minute und spüren Sie, was sich dadurch in Ihnen verändert.

> **TIPP 2**
>
> Stampfen Sie nach einer Sequenz mit Stimmübungen kräftig mit jedem Fuß mehrmals auf, um die Energie, die jetzt oben in Ihrem Kopf ist, wieder zu verteilen. Bewegen Sie auch Ihren ganzen Körper kräftig durch, dehnen und strecken Sie sich.

44. Das brummende Kamel

1. Lassen Sie Ihren Unterkiefer locker hängen und machen Sie Töne, die mit einem Hauchlaut beginnen und enden, etwa so: „Huaaauaaauaahhh". Machen Sie damit weiter und bewegen dabei Ihren Unterkiefer wie ein Kamel, das Heu kaut, also von einer Seite zur anderen, im Kreis in beide Richtungen, dann mit dem Unterkiefer vor und zurück.
2. Bewegen Sie dabei Ihre Lippen und Ihre Gesichtsmuskeln in alle Richtungen. Kneifen Sie die Augen zu und öffnen Sie sie dann wieder weit, formen Sie beim Tönen mit den Lippen ein O und ein E, tönen Sie auf I und alle Kombinationen, die Ihnen einfallen, für etwa ein bis zwei Minuten.

45. Gefühlstöne

Lassen Sie bei diesen Tönen Ihre Stimme das Gefühl so intensiv und betont wie möglich ausdrücken. Nutzen Sie die ganze Bandbreite Ihrer Stimme, von ganz tief bis ganz hoch! Drücken Sie das Gefühl nicht nur mit Ihrer Stimme, sondern auch mit Ihrer Mimik und Gestik aus. Machen Sie jeden Ton wiederholt für etwa eine Minute.

1. Stellen Sie sich vor, Sie wollen lautstark Ihr Mitgefühl ausdrücken, und machen Sie mehrmals hintereinander ein langes offenes „Hooooohh".
2. Mimen Sie, dass Sie total überrascht sind und rufen Sie: „Waaaaaaas?"
3. Ganz ungläubig: „Neeeiiin! Wiiiirkliiiich?" (Bayerische Variante: „Naaaaaaa! Gibt's des aaaaaaa?")
4. Beeindruckt: „Uiiii!"
5. Verärgert: „Äääääää", ganz hinten in der Kehle
6. Enttäuscht: „Ooooch!"
7. Skeptisch: „Eieieieiei" und „O o o o o o"
8. Recht gehabt: „Ha!"
9. Unschuldig: „Iiiiiiich? Niiiiiieeeeemaaaals!"
10. Wütend knurrend, hinten in der Kehle, mit offenem und dann mit geschlossenem Mund: „Rrrrrrrrrr"
11. Fußball: „Tooooooooor!"
12. Im Lotto gewonnen: „Jaaaaaa!"
13. Verweigerung: „Ä ä" und „Neeeeneeeeneee", bayerisch: „Naaaaaa!"
14. Überlegend: „Ööööööööööm"

Und weil Sie grad so schön im Schwung sind, fallen Ihnen vielleicht noch mehr Gefühlstöne ein?

46. Leise – Laut – Leise

1. Die Reihenfolge der Vokale ist: A E I O U Ä Ö Ü
2. Holen Sie tief Luft und sagen Sie den Vokal ohne abzusetzen beim Ausatmen, erst leise, dann lauter bis zu einem Höhepunkt und dann wieder leiser.
3. Gehen Sie so nacheinander jeden Vokal durch.

47. Tief – Hoch – Tief

Wie die vorige Übung, nur dass Sie in einer mittleren Lautstärke bleiben und eine Kurve von Tief zu Hoch und wieder zu Tief gestalten.

48. Sanft – Barsch – Sanft

Wie die vorige Übung, nur dass Sie mit der Stimme sanft beginnen, um dann nachdrücklich und barsch zu werden und wieder in der sanften Stimmlage zu enden.

49. Walisch sprechen

Kennen Sie den Film „Findet Nemo!"? Dorie, die Fischdame, spricht darin mit den Walen, indem sie die normale Sprache mit extremen Hebungen und Senkungen versieht, die unabhängig vom Inhalt sind. Lesen Sie einfach den vorherigen Abschnitt auf „Walisch" oder sagen Sie einige frei ausgedachte Sätze.

8.7 Emotionen ausdrücken

Ausdruckshemmungen sind in unserer Gesellschaft zwar normal, aber nicht gesund! Vergrößern Sie Ihr Ausdrucksvermögen und unterstützen Sie so Ihre Gesundheit.

50. Weg da!

1. Ballen Sie die Hände zu festen Fäusten (Daumen obenauf) und winkeln Sie die Unterarme so, dass sie etwa parallel zum Boden gehalten werden.
2. Spreizen Sie den rechten Ellbogen ab, halten Sie dabei den Unterarm angewinkelt. Führen Sie den rechten Arm in einem langsamen Kreis so nach hinten, dass der Ellbogen die äußerste Spitze bildet. Führen Sie diese Bewegung dreimal durch. Probieren Sie dabei aus, wie weit Sie den Kreis nach hinten führen können.
3. Nun führen Sie die Bewegung kräftig und schnell aus, so als ob Sie jemanden wegstoßen wollen, der Ihnen von der Seite oder von hinten zu nahe tritt. Geben Sie dabei ein kräftiges „Weg da!" oder „Weg!" oder „Geh weg!" von sich.
4. Wiederholen Sie den gesamten Ablauf für den linken Arm.
5. Wiederholen Sie den gesamten Ablauf, dieses Mal mit beiden Armen gleichzeitig.

51. Keine Ahnung!

Diese Übung macht Verspannungen im Schultergürtel bewusst und lockert diese, wenn Sie sie regelmäßig durchführen.

1. Nehmen Sie die Grundstellung ein und beugen Sie die Knie etwas mehr.
2. Stellen Sie sich ein Gegenüber vor, das von Ihnen etwas wissen will oder Sie in Anspruch nimmt. Schauen Sie ihm fest in die Augen.
3. Breiten Sie die Arme etwa halb aus, mit den Handflächen nach oben.
4. Beim Einatmen heben Sie die Schultern so weit wie möglich (am besten bis zu den Ohren), ebenso die Arme und Hände.
5. Beim Ausatmen lassen Sie die Schultern ganz sinken oder auch fallen, die Arme in die vorige Stellung, und sagen Sie dabei: „Keine Ahnung!" oder „Das weiß ich auch nicht!" und schauen Sie möglichst unschuldig und bedauernd. Verziehen Sie dabei Ihr Gesicht. Probieren Sie verschiedene Möglichkeiten für Ihre Mimik und die Betonung und Lautstärke Ihres Satzes aus.

6. Nach etwa zehn Atemzyklen und Sätzen lassen Sie die Arme sinken und schütteln Sie sie aus. Lassen Sie Ihren Körper Ausgleichsbewegungen finden. Bewegen Sie auch Ihren Kopf langsam in verschiedene Richtungen.

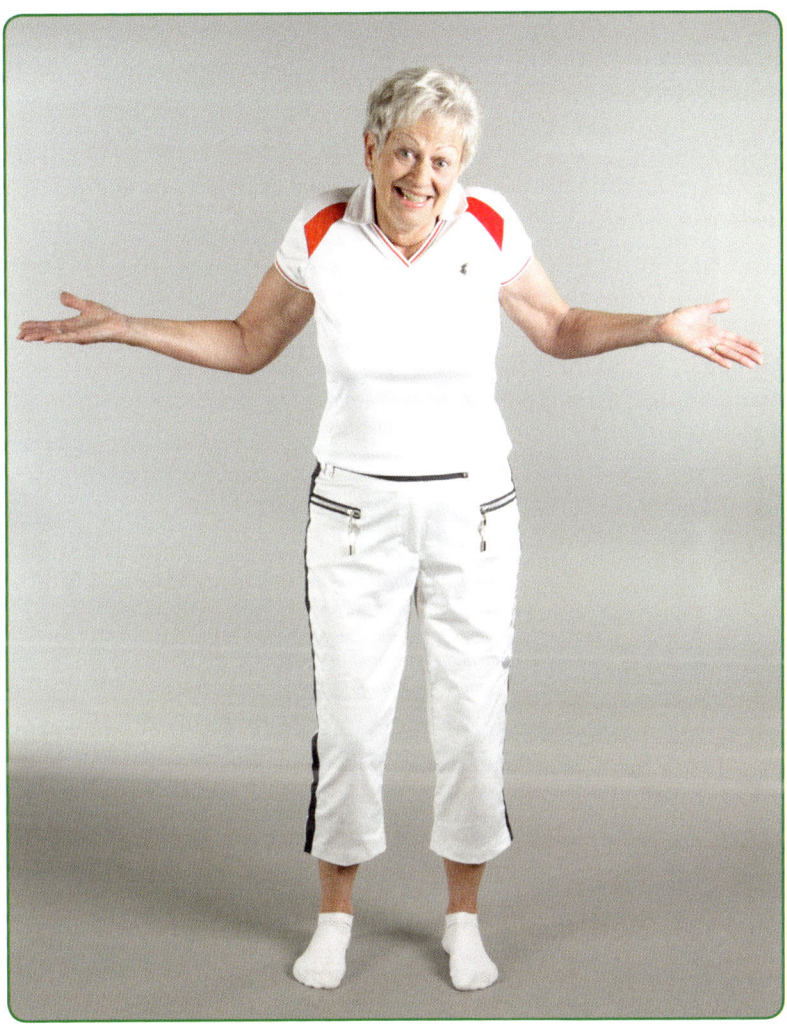

Übung 51: Keine Ahnung!

52. Schnellentladung über die Arme

Wenn Sie sich so richtig geladen, gestresst, zornig, unzufrieden oder frustriert fühlen, jedoch außerstande sehen, sich mit einer Schlag-, Tret- oder Stimmübung ordentlich Luft zu machen und sich zu entladen (manchmal ist die Situation einfach nicht geeignet dafür), dann können Sie über eine Pulsation der Arme Ihre Energie zumindest wieder in Bewegung bringen.

1. Geben Sie sich selbst die Hand, lassen Sie Ihre Hände einander fest umschließen.
2. Heben Sie Ihre Arme so auf Schulterhöhe, dass sie eine Linie bilden. Richten Sie die einander haltenden Hände auf und schauen Sie sie fest an.
3. Dann atmen Sie kräftig und tief ein, während Sie die Hände fest gegeneinanderstemmen. Beim Ausatmen lockern Sie die Spannung, behalten aber die Haltung bei. Etwa zehnmal.
4. Dann wechseln Sie, indem Sie nun die Hände beim Ausatmen gegeneinanderstemmen und beim Einatmen locker lassen. Auch wieder etwa zehnmal.
5. Dann nehmen Sie die Hände auseinander, schütteln und schwingen Ihre Arme und Hände etwas aus und spüren dabei, wie Ihr „Ladungszustand" jetzt ist. Bei Bedarf wiederholen Sie eine oder beide Durchläufe.
6. Stampfen Sie anschließend mit jedem Fuß einmal oder mehrmals recht fest auf den Boden.

Variante: Eine unauffällige Spielart

Verschränken Sie die Hände vor dem Bauch und führen Sie die Übung so durch. Die Wirkung ist nicht ganz so deutlich, jedoch steht sie Ihnen so wirklich überall zur Verfügung.

53. Schlagen mit der Schwimmnudel

Diese Übung gehört zur Abteilung „Kontrollierter Ausdruck von Kraft und Wut".

1. Nehmen Sie eine stabile Stellung ein, wie die Grundstellung, die Füße jedoch weiter auseinander.
2. Umfassen Sie die Schwimmnudel fest mit beiden Händen und fassen Sie Ihren „Gegner" (Tisch oder Hocker) fest ins Auge.
3. Heben Sie die Nudel weit über und hinter Ihren Kopf und bauen Sie so Spannung auf (als wenn Sie einen Bogen spannen). Atmen Sie dabei kräftig bis in den Bauch.

4. Stellen Sie sich vor, dass Sie den Boden unter dem Hocker oder Tisch treffen wollen, sodass Sie den Schlag nicht vorzeitig abbremsen.
5. Fixieren Sie den Gegner (also den Hocker oder den Tisch) mit Ihrem bösesten Blick, öffnen Sie den Mund und schlagen Sie dann kräftig senkrecht von oben nach unten in einem schönen Bogen zu. Geben Sie dabei einen kräftigen Schrei von sich.
6. Führen Sie die Übung etwa fünfmal durch.
7. Gestatten Sie sich Gefühle von Wut und Empörung und genießen Sie dabei Ihre Ausdruckskraft und Ihre Lebendigkeit.
8. Führen Sie unbedingt die Reorientierung und Integration durch!

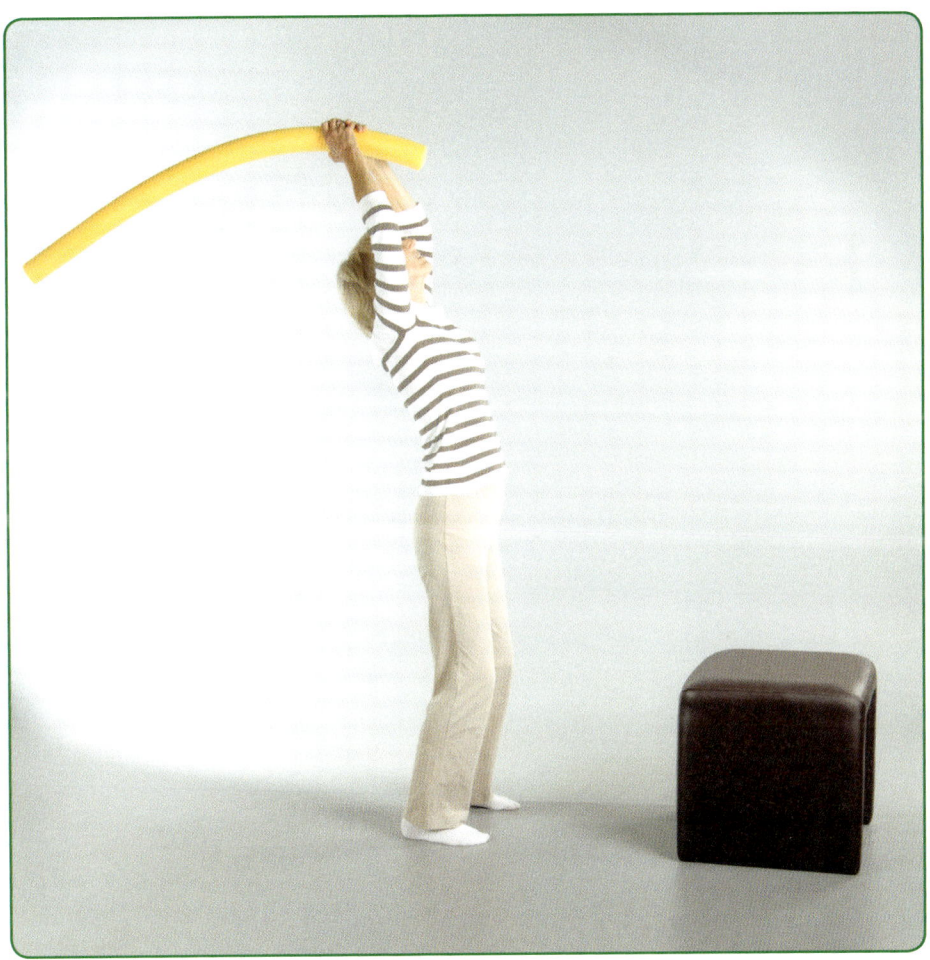

Übung 53: Schlagen mit der Schwimmnudel

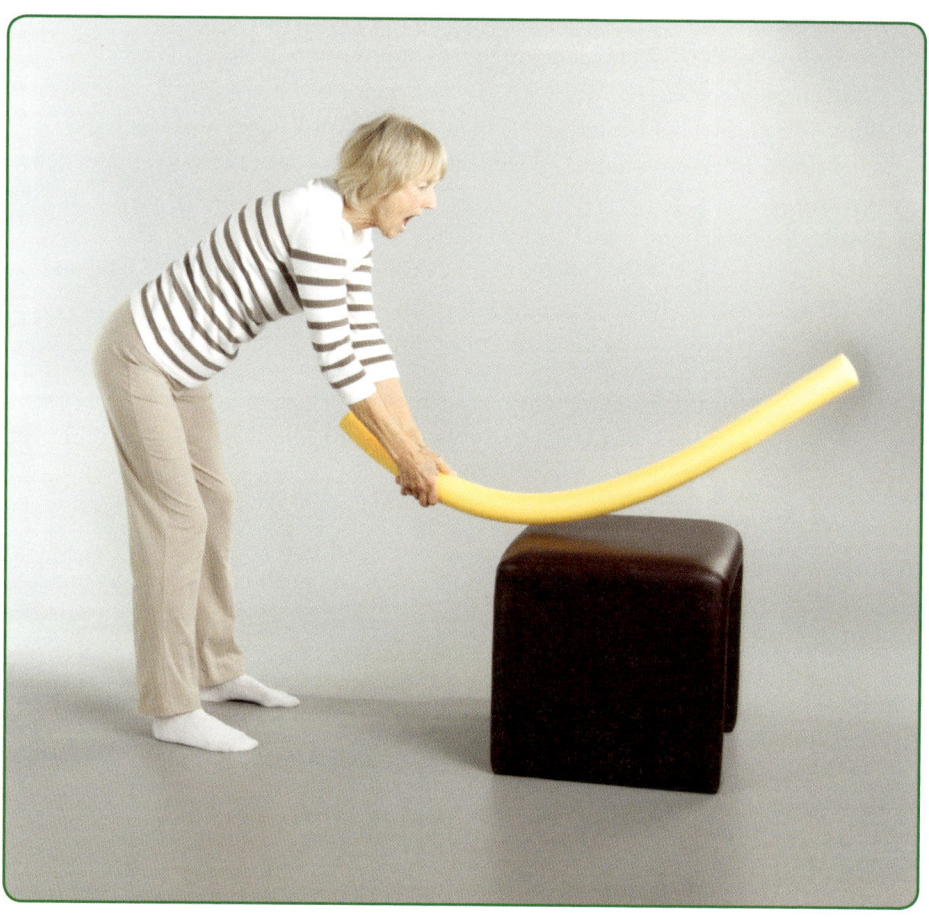

54. *Treten*

Diese Übung kann im Liegen oder im Stehen durchgeführt werden. Im Stehen stabilisieren Sie sich ruhig mit einer Hand an der Wand oder an einem Möbelstück.

Variante 1: Im Liegen

1. Sie liegen auf dem Rücken, die Beine sind aufgestellt. Stellen Sie sich nun vor, Sie möchten etwas, das dicht vor Ihren Füßen aufragt, wegtreten.
2. Winkeln Sie nun einen Fuß so an, dass die Zehen zu Ihrem Gesicht zeigen und die Ferse herausragt. Ziehen Sie dieses Bein nun gut an den Körper und treten dann mit der Ferse gerade nach vorn und oben. Probieren Sie die Bewegung erst langsam aus, um dann kräftig und mit Nachdruck zu treten.
3. Stellen Sie den Fuß wieder auf und wiederholen Sie den Vorgang mit dem anderen Bein und Fuß.
4. Wiederholen Sie das für jedes Bein zwischen fünf- und zehnmal.
5. Probieren Sie das Treten auch mit einem Ton.

Variante 2: Im Stehen

1. Nehmen Sie die Grundstellung ein. Stützen Sie sich bei Bedarf ruhig etwas an einer Wand ab. Winkeln Sie den Fuß und das Bein wie oben beschrieben an.
2. Stellen Sie sich vor, dass vor Ihnen etwas bis auf Kniehöhe aufragt, das Sie kräftig wegtreten wollen. Gehen Sie wie oben vor. Ihre Tretrichtung ist nach vorn und nach unten.

8.8 In guten Händen sein: Selbstberührung

55. Ausstreichen

Das Ausstreichen wird als sehr wohltuend erlebt. Es entspannt und beruhigt, hellt die Stimmung auf und vermittelt Zuversicht.

Optimal wirkt es, wenn es von einem Massagepartner gegeben wird, aber Sie können sich auch selbst wenigstens teilweise ausstreichen. Je dünner die Kleidung, desto wirkungsvoller ist das Ausstreichen. Auf der bloßen Haut wirkt es am besten.

Grundtechnik

1. Die flache Hand schmiegen Sie an die Haut oder Kleidung und streichen dann auf der Haut entlang, ständig mit einem guten Kontakt der ganzen Handfläche zur Haut. Dabei lassen Sie die Hand locker.
2. Es wird immer Richtung Körperenden gestrichen, also von innen nach außen und von oben nach unten. Eine Ausnahme bilden die Haare, diese werden auch immer nach außen durchstrichen.
3. Streichen Sie immer über das Körperende hinaus.
4. Stellen Sie sich vor, Sie würden verstaubte und etwas klebrige Spinnweben vom Körper streifen; schütteln Sie also leicht Ihre Hände aus nach jedem etwa zehnten Ausstrich.
5. Ein Körperbereich wird bei langen Strichen etwa viermal hintereinander ausgestrichen.
6. Allein können Sie alle Körperpartien ausstreichen, die Sie gut erreichen können. Probieren Sie verschiedene Positionen im Stehen, Sitzen und Liegen aus, um herauszufinden, wie Sie welche Körperpartien am besten erreichen.

Variante 1: Das Tempo

Probieren Sie aus, wie es Ihnen mit schnellerem und langsamerem Ausstreichen geht.

Variante 2: Die Strichlänge

Lange Ausstriche gehen zum Beispiel von der Schulter an den ganzen Arm bis über die Hand hinaus. Mit kurzen und etwas nachdrücklicheren und schnellen Ausstrichen arbeiten Sie wie mit einem Handfeger an der Körperpartie entlang.

Variante 3: Der Druck

Ganz leichter Druck oder kräftiger Druck wirken jeweils unterschiedlich. Sie können auch an Kopf, Armen und Beinen, Händen und Füßen zuerst mit leichten oder kräftigen Knetbewegungen arbeiten und dann ausstreichen.

Das Ausstreichen kann auch als Partnerübung ausgeführt werden, zu finden auf Seite 163.

8.9 In guten Händen sein: Selbstmassagen

Direkte Berührung regt die Haut und die Muskulatur auf eine andere Weise an als Bewegungsübungen. Selbstmassage vertieft den Kontakt zu sich selbst, sorgt für Entspannung und dafür, dass Stoffwechselrückstände besser ausgeschieden werden. Die Haut gewinnt, regelmäßiges Massieren vorausgesetzt, wieder an Elastizität und wird besser durchblutet. Selbstmassagen trösten, ermutigen und erfrischen. Wundern Sie sich nicht, wenn Ihre Blase nach einer Massage aktiver wird, und sorgen Sie für genügend Wassernachschub durch ausreichendes Trinken.

Die Massagen können auch als Partnerübungen durchgeführt werden, zu finden ab Seite 163.

Die Massage-Grundtechnik

Sie können Massagen im Liegen und im Sitzen durchführen. Die Grundtechnik besteht aus Kreisen, wobei nicht auf der Haut herumgestrichen wird, sondern diese wird „mitgenommen", sodass tatsächlich auch die Muskulatur oder der Knochen unter der Haut mit massiert wird. Je nach Körperbereich massieren wir mit einer Fingerkuppe (zum Beispiel kleine Partien im Gesicht), mit allen Fingerkuppen (zum Beispiel auf dem Kopf), flächig mit der ganzen Handfläche (zum Beispiel auf dem Bauch), mit knetenden Bewegungen der umfassenden Hand (zum Beispiel die Arme) oder sogar mit beiden Händen umfassend und knetend (zum Beispiel die Oberschenkel).

Wie beim Ausstreichen bewegen wir uns immer auswärts und abwärts am Körper entlang.

56. Kopfmassage

1. Legen Sie Ihre Hände so um Ihren Kopf (Daumen nach hinten), dass die gespreiz-ten Fingerkuppen überlappend oben auf der Mittellinie des Kopfes liegen, etwa wie ein Reißverschluss. Die Daumen liegen seitwärts an.
2. Ziehen Sie nun die Finger mit wohltuendem Druck langsam auseinander und üben Sie dabei Druck mit den Fingerkuppen aus, setzen wieder an den Start-punkten an und ziehen wieder – dreimal hintereinander.
3. Setzen Sie die Fingerkuppen wieder an den Startpunkten an, stellen Sie sie auf und bewegen Sie die Kopfhaut mit wohltuendem Druck und kleinen kreisenden Bewegungen drei- oder viermal. Dann rutschen Sie mit den Kuppen ein Stück am Kopf vom Scheitel weg und kreisen wieder. Das machen Sie so weit, wie Sie bequem hinunterkommen.
4. Dann kneten Sie Ihre Ohrmuscheln sanft durch, ziehen und dehnen sie in alle Richtungen, auch am Ohrläppchen.
5. Zum Schluss streichen Sie Ihren ganzen Kopf aus.

57. Gesichtsmassage

1. Legen Sie zwei Fingerkuppen nebeneinander auf die Mitte der Stirn, oben am Haaransatz. Ziehen Sie mit kreisenden Bewegungen eine Linie von dort nach un-ten bis zum Halsansatz, massieren Sie dabei die Mitte der Lippen einfach mit.
2. Legen Sie die Fingerkuppen von beiden Händen nebeneinander, aber mit Ab-stand an Ihren Haaransatz, die beiden kleinen Finger in der Stirnmitte und die Zeigefinger auf Ohrenhöhe. Massieren Sie mit der Haut in kleinen Kreisen und betonen mit etwas mehr Nachdruck jeweils die Kreisstelle, die nach außen führt. Vollführen Sie jeweils vier Kreise, bevor Sie etwas tiefer neu ansetzen.
3. Arbeiten Sie sich abwärts, wobei Sie die eigentliche Augenpartie auslassen. Un-terhalb der Augen sehr zart arbeiten, mit kleinen Kreisen, nicht viel Druck und ohne die Haut zu zerren. Die unterste „Arbeitsebene" ist der Unterkieferrand.

58. Bauchmassage

Im Liegen am wohltuendsten, kann die Bauchmassage sehr vielfältig eingesetzt werden. Sie regt die Verdauung und den Stuhlgang an und nimmt ein Völlegefühl. Sie mindert Ängste und Sorgen. Sie entspannt sehr schön. Sie wärmt.

1. Zunächst brauchen Sie nur eine Hand. Mit den Fingerkuppen massieren Sie in kleinen, die Haut mitnehmenden Kreisen und mit einem angenehmen Druck rings um den Bauchnabel. Massieren Sie in Spiralform, mit jeder Runde ziehen Sie den Kreis um den Nabel etwas größer.
2. Wenn Sie merken, dass Ihre Bauchmuskeln sich entspannen, können Sie auch stärkeren Druck ausüben, aber immer im Wohlfühlbereich!
3. Streichen Sie dann mit beiden Händen aus, und zwar sternförmig vom Nabel weg in alle Richtungen. Erst mit den flachen Händen, dann mit den Fingerkuppen und etwas mehr Druck. Schütteln Sie die Hände dann seitwärts vom Körper aus.

59. Das Fußgebet

1. Kneten Sie zunächst einen Fuß kräftig mit beiden Händen durch, vom Fußgelenk angefangen bis zu den Zehen.
2. Dann nehmen Sie den Fuß mit einer Hand bei der Ferse und mit der anderen bei den Fußballen und stellen sich vor, Ihr Fuß wäre wie ein elastisches Brot, das Sie nun in alle Richtungen biegen: nach oben, nach unten, links- und rechtsherum winden. Dann ziehen Sie den Fuß langsam mit beiden Händen in die Länge, sodass das Mittelfußgewölbe gestreckt wird.
3. Stellen Sie sich vor, Ihre Zehen wären wie die Zitzen am Euter einer Kuh, und „melken" Sie jeden Zeh einzeln vom Ansatz bis zur Spitze. Kneten, biegen und ziehen Sie ihn dabei so, wie Sie es als angenehm empfinden.
4. Zum Schluss umfassen Sie herzhaft mit beiden Händen Ihren Unterschenkel kurz über dem Fußgelenk, heben den Fuß an und schütteln ihn kräftig durch. Wohlgemerkt mit den Händen, der Fuß bleibt dabei völlig passiv und locker.
5. Stellen Sie sich auf beide Füße, gehen Sie einige langsame Schritte und nehmen Sie den Unterschied zwischen dem massierten und dem nicht massierten Fuß wahr.
6. Wiederholen Sie den ganzen Vorgang mit dem anderen Fuß.

8.10 Stärkung und Trost

60. *Die tröstliche Umarmung*

Wenn Sie sich traurig, einsam, verzweifelt, entmutigt, überfordert, ratlos, frustriert oder niedergeschlagen fühlen, dann können Sie sich mit dieser Übung selbst Trost und Halt geben.

1. Setzen Sie sich bequem so, dass Ihr Rücken angelehnt ist.
2. Suchen Sie mit dem Blick etwas Lebendiges, das Sie anschauen können, also eine Zimmerpflanze, einen Baum, den Sie durchs Fenster sehen können, oder Ihr Haustier.
3. Wenn Sie auf einem Stuhl sitzen, dann stellen Sie die Füße fest auf den Boden, sodass Sie sich vom Untergrund gehalten fühlen.
4. Legen Sie die rechte Hand auf Ihren linken seitlichen Brustkorb, etwas unterhalb des Herzens.
5. Mit dem linken Arm umfassen Sie Ihren rechten Oberarm. Lassen Sie Ihren Kopf etwas nach links sinken.
6. Summen Sie sich leise ein tröstliches Lied vor, es kann auch einfach eine Melodie sein, die Ihnen einfällt.
7. Falls Sie zu weinen anfangen, lassen Sie das ruhig zu!
8. Vielleicht möchte Ihr Körper sich dabei sanft wiegen oder schaukeln. Lassen Sie das einfach zu.

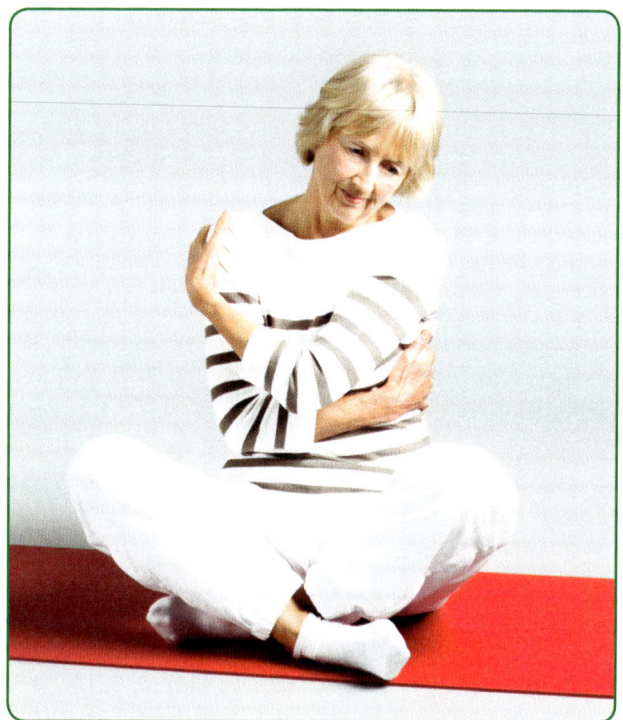

Übung 60: Die tröstliche Umarmung

61. Ressource und Problem

Diese schöne Übung ermöglicht es Ihnen, Ihre Selbstheilungs- und Problemlösungs-
kräfte zu aktivieren. Sie kann im Stehen, Sitzen oder Liegen durchgeführt werden.

1. Sie gehen innerlich in Ihrem Körper spazieren und suchen ein Gebiet, das sich
   wohl- und behaglich oder zumindest neutral fühlt. Bleiben Sie mit Ihrer Aufmerksamkeit dort und fragen Sie sich, woran Sie erkennen, dass Sie sich dort
   wohlfühlen. Ist es dort schön warm? Entspannt? Weit? Welche Farbe könnten Sie
   diesem Wohlgefühl zuordnen?
2. Nun legen Sie eine Hand auf diesen Bereich und drücken leicht, damit Sie den
   Kontakt spüren.
3. Nun denken Sie an Ihre Krankheit, Ihr Körpersymptom oder Ihr Problem und
   suchen den Körperbereich, der sich dazu am deutlichsten meldet. Bei einem
   Problem könnte das zum Beispiel der Schulterbereich sein, der angespannt ist,
   oder Sie merken einen Druck auf dem Brustbein oder es meldet sich eine ganz

andere Körperstelle. Fragen Sie sich wieder, was genau Sie dort fühlen und woran Sie erkennen, dass es dort Schmerzen oder Stress gibt. Ordnen Sie auch wieder eine Farbe zu.

4. Dann legen Sie Ihre andere Hand auf diesen Bereich und drücken ihn sanft.
5. Nun stellen Sie sich vor, dass Sie Ihr Einatmen zum Wohlfühlbereich lenken und stellen Sie sich dabei die Wohlfühlfarbe vor. Diese Farbe lenken Sie dann beim Ausatmen zum Problembereich und stellen sich dessen Farbe vor. Die beiden Farben werden sich in Ihrer inneren Anschauung mischen. Stellen Sie sich vor, dass Sie das Gemisch betont und gründlich ausatmen. Dann holen Sie wieder tief Luft, lenken sie erneut zum Wohlfühlbereich und wiederholen den Atmungsablauf. Führen Sie etwa 20 solche Atemzyklen durch.
6. Dann nehmen Sie die Hände langsam weg und bewegen sich durch. Gehen Sie auch einige Schritte. Vergleichen Sie dabei, wie sich das Problem, der Schmerz oder das Symptom nun fühlen und vergleichen Sie das mit dem Zustand vor der Atemübung.

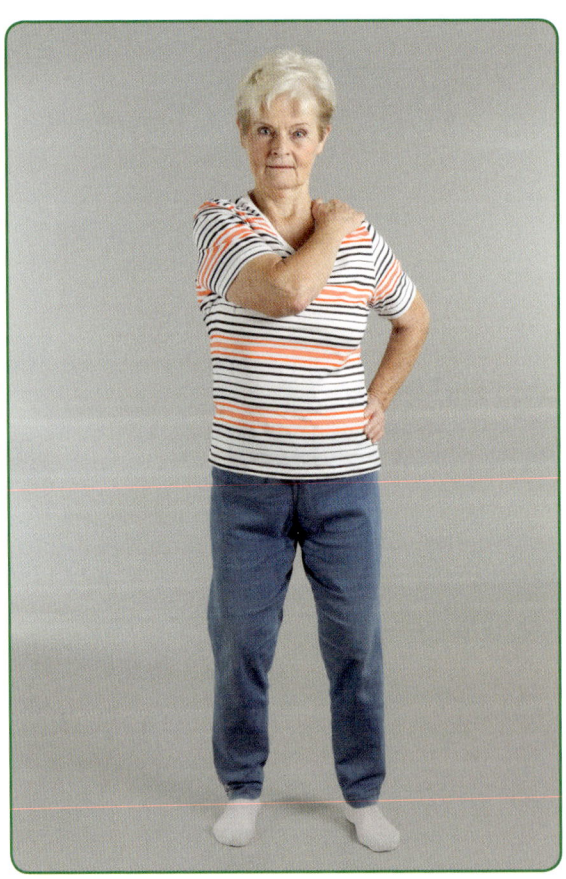

Übung 61: Ressource und Problem

8.11 Unterschiede wahrnehmen: Orientierung, Integration und Auswertung

Wenn Sie eine ganze Übungseinheit abgeschlossen haben, lassen Sie Ihrem Körper bitte Zeit, das Erlebte zu integrieren. Rechnen Sie dafür fünf bis zehn Minuten ein.

62. *Gebetsstellung*

Nach einer ganzen Übungssequenz oder auch zwischendurch zur Erholung unterstützt die Gebetsstellung die Integration der Erlebnisse aus den Übungen. Stress und Ladungen können sich wieder gleichmäßig verteilen und abfließen. Es gibt drei Varianten, von denen Sie sich eine aussuchen können. Sie können auch zwei oder alle drei Positionen nacheinander einnehmen. Die Gebetsstellung können Sie so lange einnehmen, wie es Ihnen angenehm ist und guttut. Wichtig ist, dass Sie dabei fließend atmen. Sie dürfen auch gern stöhnen oder seufzen dabei, denn auch dadurch kann Stress aus Ihrem Körper abfließen.

Variante 1

1. Sie knien sich auf den Boden, legen Ihre Unterarme so vor sich auf den Untergrund, dass die Hände eine längliche Schale mittig vor Ihnen bilden.
2. Nun legen Sie die Stirn in die Schale und lassen dabei Ihr Kreuz durchhängen.
3. Sie können auch die Handflächen über- oder nebeneinander auf den Boden legen.

Variante 2

1. Sie knien sich auf den Untergrund, legen Ihr Gesäß auf die Fersen oder Unterschenkel und legen die Unterarme so auf den Boden, dass die Handflächen über- oder nebeneinander daraufliegen.
2. Nun legen Sie Ihre Stirn auf die Handrücken.

Variante 3

1. Sie knien sich auf den Untergrund, legen Ihr Gesäß auf die Fersen oder Unterschenkel und legen die Unterarme am Körper entlang, so, dass die Hände zu den Füßen zeigen. Die Handflächen zeigen nach oben.
2. Nun legen Sie Ihre Stirn auf den Boden.

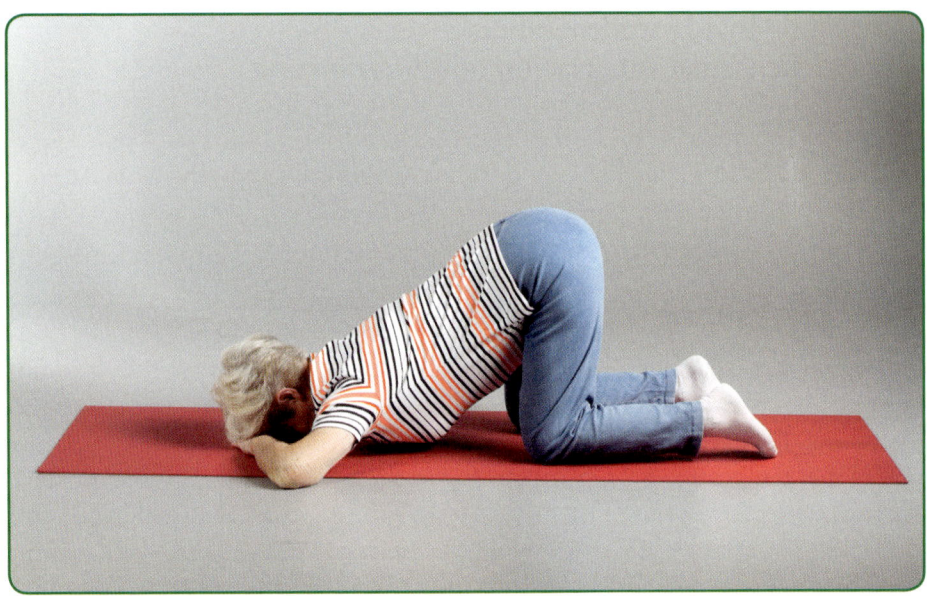

Übung 62: Gebetsstellung

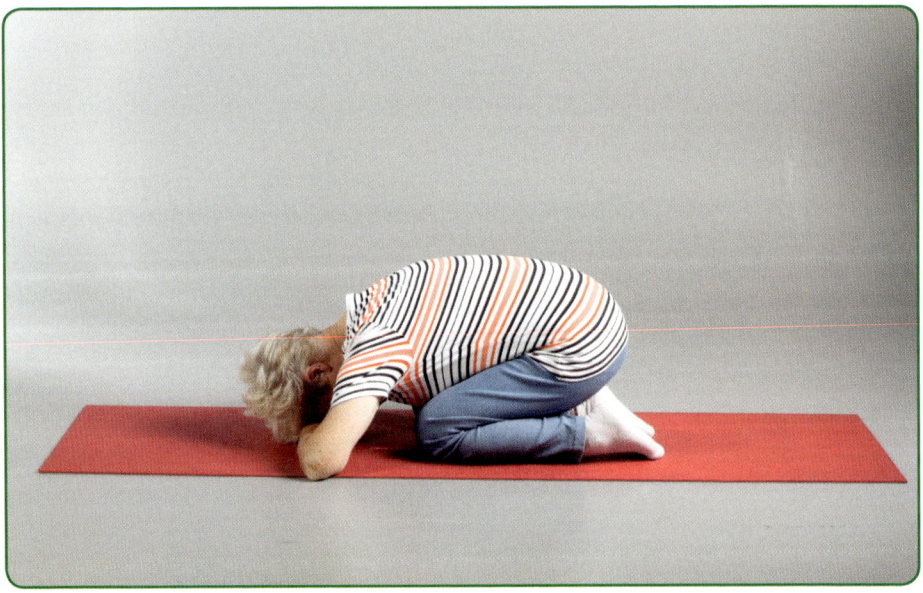

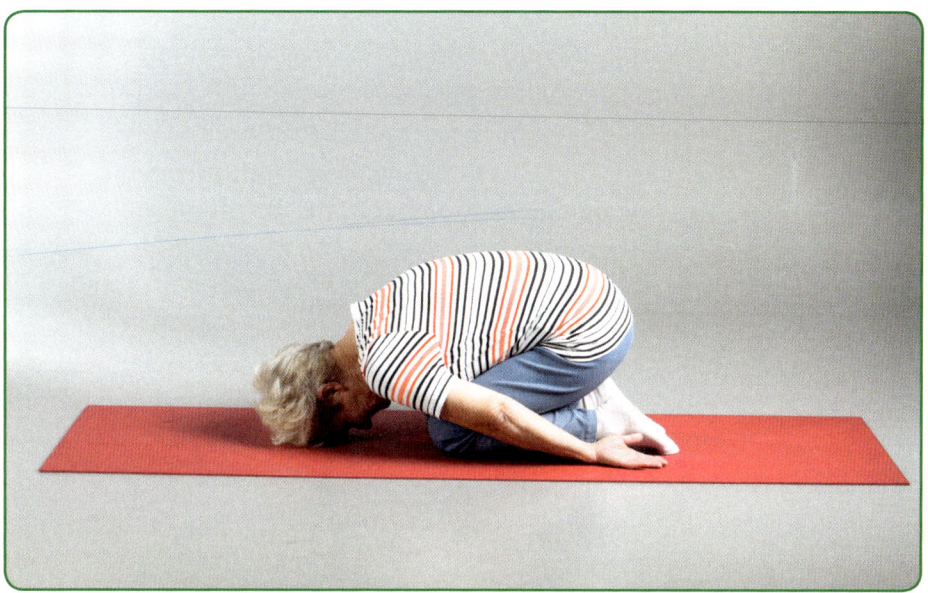

63. Schlafstellung

Legen Sie sich lang ausgestreckt flach auf den Rücken, die Beine in einer bequemen leichten Grätsche, die Arme in einem leichten Winkel am Körper entlang. Bleiben Sie so liegen und nehmen Sie einfach nur wahr, wie Sie Ihren Körper spüren, wie Ihre Stimmung ist, ob Gefühle aufgetaucht sind, Erinnerungen oder Bilder. Beobachten Sie auch Ihre Gedanken, als ob sie ein Schwarm Vögel wären, die über den Himmel ziehen. Richten Sie sich nach einigen Minuten sehr langsam und bedächtig auf und machen Sie einige Atemzüge lang Pause, wenn Sie zum Sitzen gekommen sind, und noch einmal, wenn Sie dann stehen.

Daran schließen sich bestens die beiden nächsten Integrationsübungen an.

64. Vergleich im Stehen

Stehen Sie ganz bequem und vergleichen Sie, was jetzt anders ist als vor dem heutigen Übungsbeginn. Fühlen Sie sich irgendwo wärmer oder entspannter, schwerer oder leichter als vorher?

65. Vergleich im Gehen

Gehen Sie dann ein wenig herum, achten Sie darauf, wie Sie den Untergrund wahrnehmen und wie Ihre Füße sich bewegen. Schauen Sie sich um, nehmen Sie Ihre Umgebung wahr: Sehen Sie die Farben jetzt anders? Gegenstände plastischer? Fallen Ihnen mehr Details auf?

8.12 Übungen für bewegungsbeeinträchtigte Menschen

Auch Menschen, die im Rollstuhl sitzen oder bettlägerig sind, können von den Übungen profitieren. Viele der Einzelübungen können modifiziert und mit Unterstützung des Pflegers durchgeführt werden.

- *Demenz-Patienten*
  Die Berührungsübungen kommen auch für demenzielle Patienten infrage, vorausgesetzt sie können noch sagen oder zu verstehen geben, ob ihnen etwas gefällt und guttut, und weiterhin vorausgesetzt, dass ihre Signale genau beachtet und respektiert werden. Die Beachtung, wo auf der Skala von zart bis herzhaft die Berührung dem Patienten wohltut, ist von entscheidender Wichtigkeit für die Wirkung! Wenn eine Berührung nur geduldet, aber als nicht ganz passend erlebt wird, verspannt sich die berührte Körperstelle eher, als dass sie elastisch und weit wird.
  Von den Bewegungsübungen ist für diese Personengruppe eher abzuraten, denn wenn die Bewegungsimpulse wieder wach werden, aber die durchgehende zuverlässige kognitive Steuerung dieser Impulse nicht gewährleistet ist, können sie zu Verletzungen führen.

- *Bewegungsbeeinträchtigte, aber kognitiv klare Patienten*
  Mit immobilen Patienten, die geistig ganz klar sind, können alle Einzelübungen durchgeführt werden. Dabei werden immer das Einverständnis und die Motivation als Bedingung vorausgesetzt.
  Die Durchführung soll auf keinen Fall Schmerzen bereiten, sondern im Wohlfühlbereich bleiben – also fragen Sie bitte immer wieder einmal nach, ob es passt, was Sie tun, und passen Sie die Übung daran an!
  Die positiven Wirkungen sind die gleichen wie für vollbewegliche Menschen auch: mehr Vitalität, Ableitung von chronischem Stress, mehr Kontakt zum Körper, ein höherer Beweglichkeitsgrad und mehr Interesse an sich selbst, an Kontakten und am Leben schlechthin.
  Alle Übungen, die im Sitzen und im Liegen durchgeführt werden, können Sie so übernehmen. Sie müssen jedoch unbedingt an die Kräfte und die Ausdauer des Patienten angepasst werden.
  Manche Übungen im Stehen können genauso gut auch im Sitzen ausgeführt werden. Einige der Übungen, die im Stehen durchgeführt werden und die die Erdung, also das Sich-Stemmen gegen den Boden thematisieren (aus dem Kapitel „Der Grund zum Leben: Erdungsübungen"), können Sie als Pfleger modifizieren, indem Sie mit Ihren Händen den „Boden" bilden. Dabei sollten Sie unbedingt darauf achten, selbst bequem zu sitzen oder zu stehen und auch kraftsparende Positionen einnehmen, damit sich nicht Ihre eventuelle Anstrengung auf den Patienten überträgt.

Angepasster Lift (Übung 9)

1. Stützen Sie die Füße des Patienten mit Ihren Handflächen ab und schieben Sie die Füße langsam Richtung Rumpf.
2. Bitten Sie den Patienten, sich mit seinen Füßen leicht gegen Ihre Handflächen zu stemmen.
3. Sie schieben gegen den Widerstand weiter, bis der Patient „Halt" sagt.
4. Dann bitten Sie ihn, Ihre Handflächen langsam wegzustemmen (auch wieder gegen Ihren leichten Widerstand), bis die Ausgangsposition erreicht ist.
5. Dies wiederholen Sie etwa fünfmal, dann bitten Sie den Patienten, Ihnen mitzuteilen, wie ihm die Übung gefällt, was er spürt, was jetzt eventuell anders ist als vorher.

Angepasstes Gewicht verlagern (Übung 10)

1. Das Vorgehen ist ganz ähnlich wie bei der vorhergehenden Übung, mit dem Unterschied, dass Sie hier die Knie des Patienten nur wenig anwinkeln, dafür jedoch jeden Fuß sich abwechselnd gegen Ihre Handflächen stemmen lassen.
2. Jeder Fuß etwa zehnmal.

Angepasste Fußschaukel (Übung 11)

1. Legen Sie eine Handfläche so an den Fuß des Patienten, dass Ihre Fingerspitzen an seiner Ferse liegen und Ihr Handballen unter seinen Zehen.
2. Drücken Sie nun gegen die Zehen, sodass der Fuß stärker gewinkelt wird.
3. Dann drückt der Patient Ihren Handballen weg und streckt seinen Fußwinkel dabei.
4. Den Rhythmus wählen Sie so, dass der Patient in seinem normalen Tempo atmet, wobei Sie drücken, wenn der Patient einatmet, und er drückt, wenn er ausatmet.
5. Etwa zehn Atemzyklen, dann wieder eine kleine Befindlichkeitsmitteilung einholen, danach mit dem anderen Fuß den Vorgang wiederholen.

Angepasster Fuß-Erkundungsgang (Übung 14)

1. Diese Übung können Sie in eine Berührungsübung umwandeln.
2. Nehmen Sie einen Fuß des Patienten in beide Hände und biegen Sie ihn sanft (!) und langsam im Gelenk in alle Richtungen, soweit die Beweglichkeit des Fußgelenkes es zulässt.
3. Für etwa zwei Minuten, dann folgt der andere Fuß.

Angepasste Gewichts-Uhr (Übung 16)

1. Fangen Sie mit der rechten Hand des Patienten an. Legen Sie Ihre Hand an seine und bitten Sie ihn, Sie ein Stück wegzuschieben. Sie stemmen sich leicht dagegen. Dann schieben Sie seine Hand wieder in die Ausgangslage zurück.
2. Fahren Sie mit der linken Hand, dann dem linken Fuß und dem rechten Fuß fort.
3. Etwa viermal, dann wechseln Sie die Richtung, das heißt, nach der rechten Hand kommen der rechte Fuß, der linke Fuß und die linke Hand.

Angepasstes Wandverschieben (Übung 20)

1. Platzieren Sie zunächst Ihre Hände flächig auf dem Rücken des Patienten (eventuell zwischen Bettlaken oder Rückenlehne des Rollstuhls und seinen Rücken schieben).
2. Wenn der Patient sitzt, schieben Sie ihn ein wenig nach vorn und bitten Sie ihn dabei, sich ganz schwer dagegenzulehnen. Sie geben etwas nach und schieben dann wieder ein wenig.
3. Liegt der Patient, heben Sie seinen Rücken einfach ein kleines Stück an und lassen ihn dann wieder herab.
4. Koordinieren Sie den Rhythmus wieder mit dem Atem: Nach vorn oder hoch mit dem Einatmen, zurück oder herab mit dem Ausatmen.

Wenn Sie Erfahrungen mit dieser Arbeit gesammelt haben, werden Ihnen bestimmt eigene Ideen zu weiteren Übungen einfallen, die ganz an den jeweiligen Patienten angepasst werden können.

9. | Partnerübungen

Durch die Begegnung mit anderen Menschen sind wir geformt worden. Unsere individuellen bewussten und unbewussten Überzeugungen, Ver- und Gebote, Grenzen und Freiräume, ja sogar welche Gefühle wir haben müssen, sollen, dürfen und welche verboten sind, das alles ist am Anfang unseres Lebens in und von unserer Familie geprägt worden.

Im Kontakt mit Menschen reagieren wir immer noch zum großen Teil so, wie es der ursprünglichen Prägung entspricht. Daher gewinnen wir viele wichtige Erkenntnisse darüber, wie wir innerlich „gestrickt" sind, wenn wir spezielle Begegnungsübungen mit einem Partner durchführen. Dadurch können die Zusammenhänge zur eigenen Lebensgeschichte hergestellt und die altgewohnten Grenzen gezielt erweitert werden.

Wenn beispielsweise jemand einen sehr strengen, dominanten Vater hatte, mit dem er am besten zurechtkam, wenn er einfach gehorcht hat, wird er in Partnerübungen, die die Durchsetzung des eigenen Willens zum Thema haben, voraussichtlich eher wenig Kraft mobilisieren können. Interessanterweise wird unabhängig vom Lebensalter jede neue Erfahrung mit in die Gesamt-Erfahrung aufgenommen und verwertet, sodass die Partnerübungen, wenn sie eine Zeit lang immer wieder durchgeführt werden (eine Übungsfolge etwa alle ein, zwei Wochen), tatsächlich eine spürbare Erweiterung Ihres bisherigen Erlebens- und Reaktionsspielraumes bewirken.

Bei allen Partnerübungen sind beide Partner aufgefordert, sofort zu sagen, wenn sie etwas anders haben wollen. Sind beide gleichzeitig aktiv, vereinbaren sie vorher Regeln, die für beide passen, also etwa: „Lass uns das zunächst ganz langsam ausprobieren. Und wenn einer nicht mehr will, kann er Stopp sagen, dann hören wir auf."

Wichtig ist, dass nach jeder Berührungsübung der Partner, an dem gearbeitet wurde, ausspricht, wie es für ihn war und was er an sich wahrnimmt. Waren beide aktiv, spricht der eine zuerst, etwa drei bis fünf Minuten, der andere hört nur zu. Dann spricht der andere für die gleiche Zeit. Berücksichtigen Sie beide bitte, dass Sie einander als „Übungsgeräte" dienen, und nehmen Sie die Aussagen Ihres Partners nicht persönlich! Sie haben ihm geholfen, etwas über sich selbst herauszufinden, es sind also Ich-Aussagen (So habe ich dich erlebt!) und keine Du-Aussagen (So bist du!).

9.1 Kontakt, Nähe- und Distanzregulierung

66. *Distanzräume erkunden*

Leider sind wir daran gewöhnt, unsere Wohlfühl-Abstände zu bestimmten Personen gar nicht wahrzunehmen. Wenn Sie eine Nähe zu bestimmten Personen hinnehmen, in der Sie sich nicht wirklich wohlfühlen, und mehr Distanz zu Menschen halten, als Sie eigentlich möchten und könnten, dann setzen Sie sich unter Stress, der wiederum einen erhöhten Muskeltonus verursacht (unterdrückte Hin- oder Wegbewegungen).

Diese Übung schult Ihre Wahrnehmung dafür, in welchem Abstand zu einer anderen Person Sie sich noch oder schon wohlfühlen und an welchen Veränderungen Sie das erkennen. Außerdem erleichtert Ihnen diese Übung, wenn Sie sie mehrere Male durchführen (an mindestens vier unterschiedlichen Tagen und möglichst mit verschiedenen Partnern), sich selbst die Erlaubnis zu geben, Wohlgefühl oder Unwohlsein in Gegenwart anderer zu bemerken und dementsprechend zukünftig aktiv Ihren Abstand zu wählen, statt stumm Nähe oder Abstand zu ertragen.

1. Vereinbaren Sie, wer A und wer B ist.
2. Stellen Sie sich an eine Wand, der Partner stellt sich gegenüber an die andere Wand (dabei spielt es keine Rolle, ob ein Möbel vor der Wand steht; stellen Sie sich einfach davor).
3. Der Mindestabstand sollte gut drei Meter betragen. Wenn Sie im Freien üben, auf einem Hof, im Garten oder im Park auf einer Wiese, dann wählen Sie etwa sieben Meter als maximale Distanz, in der Sie sich dem Partner gegenüberstellen.
4. Nehmen Sie Blickkontakt miteinander auf und halten Sie ihn. Zunächst geht A ganz langsam und in kleinen Schritten auf B zu. Beide beobachten dabei ihre eigene Atmung (geht der Atem leicht, hastig, tief, flach oder ist er angehalten und verkrampft?), ihre Bewegungsimpulse (Wollen die Füße sich bewegen? Wollen die Hände sich heben und ein Stopp-Signal setzen? Will der Mund lächeln? Wäre das ein Beschwichtigungslächeln oder ein Willkommenslächeln? Will ein Ton oder ein Wort oder ein Satz gesagt werden?) und ihre Behaglichkeit (Bis oder ab welcher Distanz fühlen Sie sich wohl und entspannt? Was genau passiert, wenn Sie anfangen, sich unbehaglich zu fühlen?).
5. A geht bis auf etwa zehn Zentimeter an B heran und bleibt für etwa sieben Atemzyklen dort stehen.
6. A geht dann, immer noch mit Blickkontakt zu B, in ebenso kleinen Schritten und im gleichen langsamen Tempo wieder zurück, ohne sich umzudrehen, also im Rückwärtsgang, bis zum Ausgangspunkt.

7. Dort angekommen, bleiben beide noch einen Moment in dieser Ausgangsposition stehen und schauen sich dabei weiterhin an.

8. Sie können sich nun über das austauschen, was Sie erlebt haben, natürlich gern im Sitzen.

9. Dann kommt die Rückrunde: Beide stellen sich wieder auf die Ausgangsposition (wobei die Plätze von A und B getauscht werden oder beibehalten werden können). Dieses Mal geht B auf A zu.

10. Danach wieder ein Austausch.

11. Sie können auch erst die Hin- und Rückrunde absolvieren und sich dann länger miteinander austauschen.

67. Mein Freiraum

An die Übung „Distanzräume erkunden" kann diese Übung gut angeschlossen werden.

1. Der Ablauf ist genau wie dort.

2. Jedoch hebt hier die Person, die stehen bleibt, während der Partner auf sie zugeht, die Hand und sagt: „Stopp!", wenn sie merkt, dass ihr Befinden sich ändert (ins Positive oder ins Negative).

3. Der Partner hat einige Gegenstände in der Hand (zwölf einzelne Socken oder Spielkarten oder Schreibstifte oder Ähnliches).

4. An jeder Stopp-Stelle bleibt der gehende Partner stehen und legt einen Gegenstand neben sich.

5. Die stehende Person schildert kurz, was sie gerade erlebt.

6. Dann geht der Partner langsam weiter, bis die stehende Person wiederum eine Befindlichkeitsänderung erlebt und erneut „Stopp!" sagt, immer mit erhobener Hand.

7. Wenn der Partner an die stehende Person ganz dicht herangetreten ist, schiebt diese ihn auf den Abstand (mit oder ohne Berührung), den sie mindestens für angemessen hält.

8. Der Rückweg wird genauso markiert, diesmal mit Gegenständen auf der anderen Seite neben dem gehenden Partner.

9. Abschließend können Sie sich darüber austauschen, was Sie erlebt haben und wie das Bild der Distanzzonen, die am Boden markiert sind, auf Sie wirkt.

10. Danach folgt die Rückrunde.

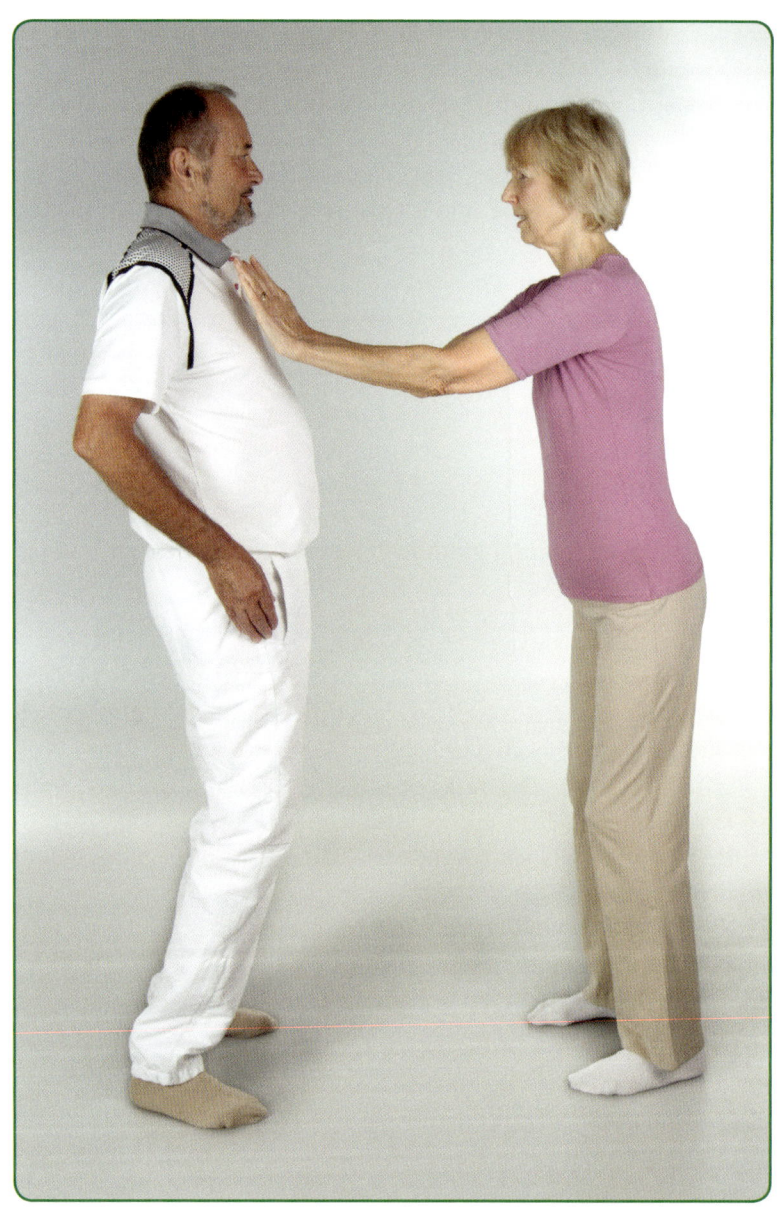

Übung 67: Mein Freiraum

9.2 Einander stärken

68. Rücken an Rücken im Stehen und im Sitzen

Rückenstärkung gefällig? Das können Sie wörtlich nehmen. Sich an einen lebendigen anderen Körper anzulehnen gestattet Ihnen, sich auch seelisch einmal richtig auszuruhen, sich stützen und halten zu lassen.

Variante 1: Im Sitzen

1. A und B setzen sich auf den Boden oder auf Hocker ohne Rücklehne so, dass sie Rücken an Rücken sitzen.
2. Sie legen ihre Hinterköpfe aneinander, die Schultern und so viel Fläche von ihren Rückseiten wie möglich, und lehnen sich aneinander an.
3. Entspannen Sie sich einfach und genießen Sie den Halt und Kontakt für etwa fünf Minuten.

Variante 2: Im Stehen

Bei dieser Variante steht das Vertrauen mehr im Vordergrund.

1. A und B stellen sich so, dass ihre Gesäße, Rücken und Hinterköpfe aneinanderliegen.
2. Sie haken sich so unter, dass jeder Partner einen Arm unter- und einen überhakt.
3. Dann gehen sie in ganz kleinen Schritten auseinander, wobei ihre Rückseiten aneinandergelegt bleiben. So weit, bis sich beide wirklich aneinanderlehnen müssen, um stehen bleiben zu können.
4. So bleiben Sie beide für etwa drei Minuten stehen und spüren, ob Sie sich in den Halt hinein entspannen können.

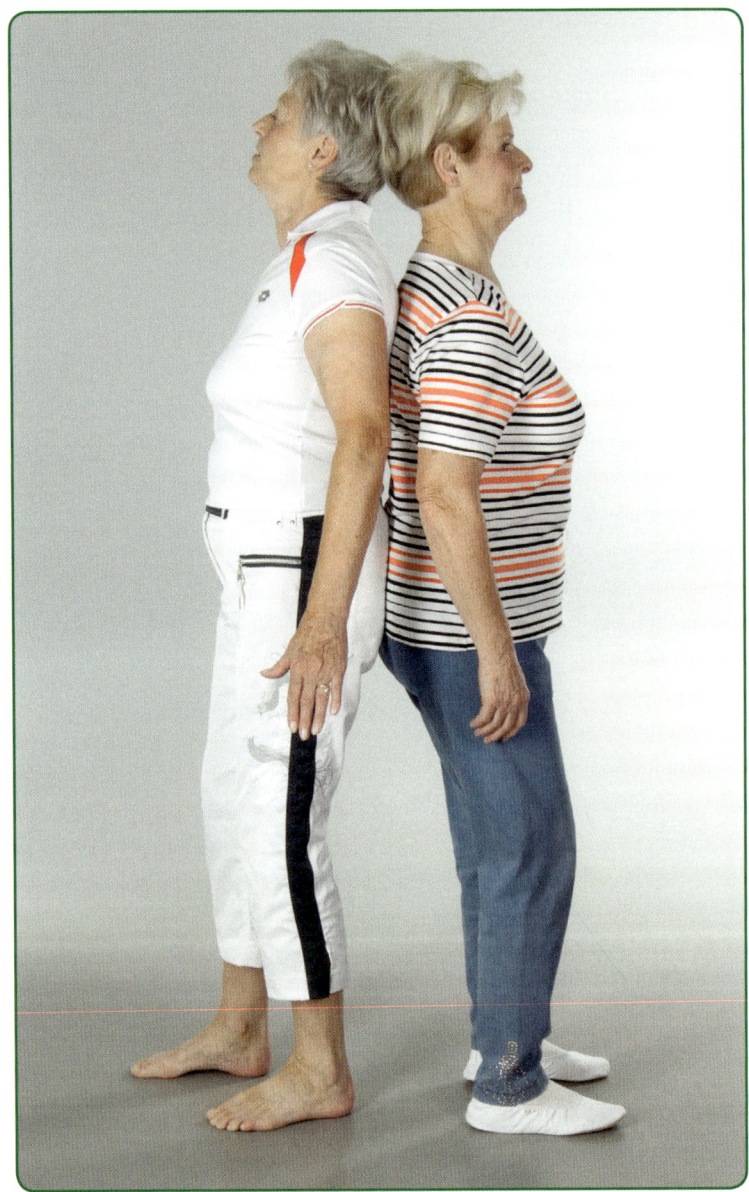

Übung 68: Rücken an Rücken im Stehen und im Sitzen

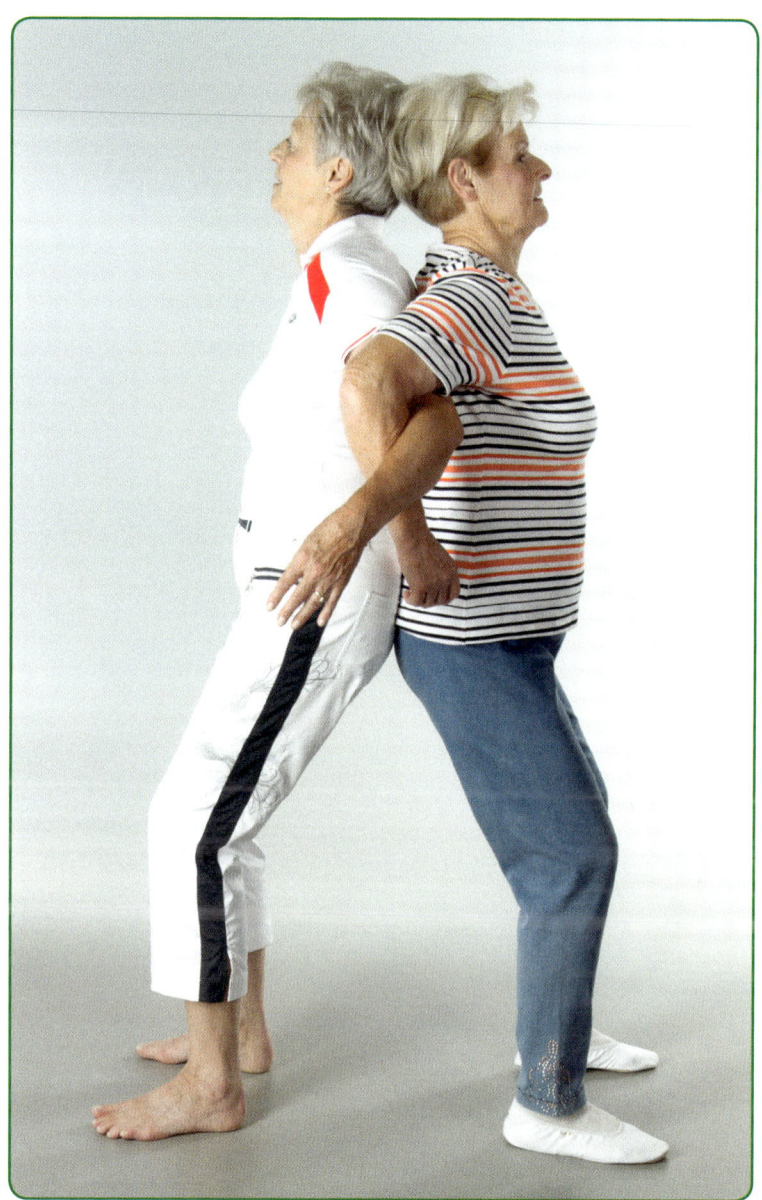

69. *Vertrauensvoller Halt*

Diese Übung ähnelt der vorigen. Auch hier geht es um Vertrauen.

1. A und B stehen sich gegenüber, die Füße etwa schulterbreit auseinander.
2. Sie fassen sich gut an den Händen und lehnen sich langsam zurück, bis sie auf den gegenseitigen Halt angewiesen sind, um nicht zu fallen.
3. So bleiben Sie etwa ein bis zwei Minuten stehen, bis Sie sich langsam wieder aufrichten.

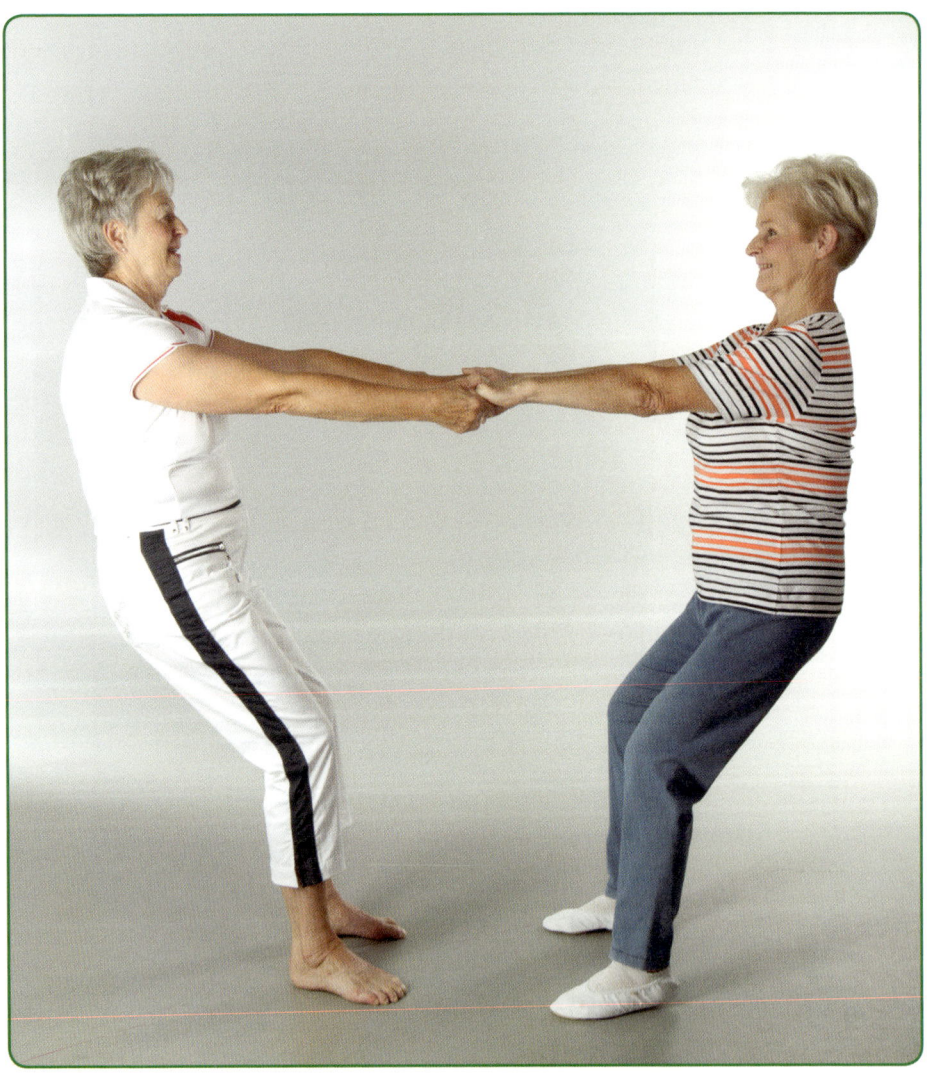

Übung 69: Vertrauensvoller Halt

70. Einer trage des anderen Last

Eine herrlich entspannende Übung. Körpergewicht und Größe der Partner sollten etwa gleich sein.

1. B geht in den Vierfüßlerstand, gern auf einer Decke, damit der Untergrund unter den Knien nicht zu hart ist. Bitte nicht auf einer dicken Matte, dadurch leidet die Stabilität. Wer den anderen trägt, sollte körperlich gut dazu in der Lage sein.
2. A legt sich mit dem Rücken nach oben quer über Bs Rücken und lässt die Beine und den Oberkörper locker hängen.
3. Nach etwa einer Minute kann B A langsam schaukeln (quer und längs) oder auch abwechselnd einen Katzenbuckel machen und den Rücken einsinken lassen, erst sanft und dann ein bisschen wilder, wenn das A gefällt. Etwa eine Minute lang, dann noch einen Moment still verharren.
4. Wenn B noch mag, kann A nun versuchen, wie es ist, sich mit dem Rücken nach unten über Bs Rücken zu legen. Ansonsten der gleiche Ablauf.
5. Danach gehen beide ein wenig herum und lassen ihren Körper Ausgleichsbewegungen finden. Dann wechseln sie für die Rückrunde.

71. Autofahren

Mit dieser Übung werden die Aufmerksamkeit, die Präsenz in der Gegenwart und die Reaktionsfähigkeit trainiert. Außerdem macht sie Spaß und vitalisiert. A kann dabei die Augen offen lassen oder schließen. Im ersten Fall liegt die Betonung mehr auf der Reaktionsfähigkeit, im zweiten Fall mehr auf der Wahrnehmung des Kontaktes und darauf, Vertrauen aufzubringen. Sie brauchen einen Raum ohne „Stolpersteine", in dem Sie ein wenig herumgehen können. Wenn Sie die Übung im Freien durchführen, sollte der Untergrund eben sein.

1. B stellt sich hinter A und umfasst dessen Oberarme.
2. Beide gehen los.
3. B steuert A ohne Worte, nur durch Druck und Zug auf die Arme und wählt eine abwechslungsreiche Route: Geradeaus in verschiedenen Tempi, Kurven, Kehrtwendungen, auch zur Abwechslung im Rückwärtsgang (dabei bitte langsam gehen), stehen bleiben und wieder losgehen. Dauer: Etwa fünf Minuten.
4. A achtet dabei darauf, wie er die Signale empfängt: Eher feinfühlig und schnell reagierend? Oder eher zögerlich? Wie geht es ihm damit, gesteuert zu werden?
5. Nach einigen Schritten, die beide für sich allein gehen, wird gewechselt.
6. Sie können auch zwei Durchgänge machen, einmal mit offenen und dann mit geschlossenen Augen, und sich dann über die Unterschiede austauschen.

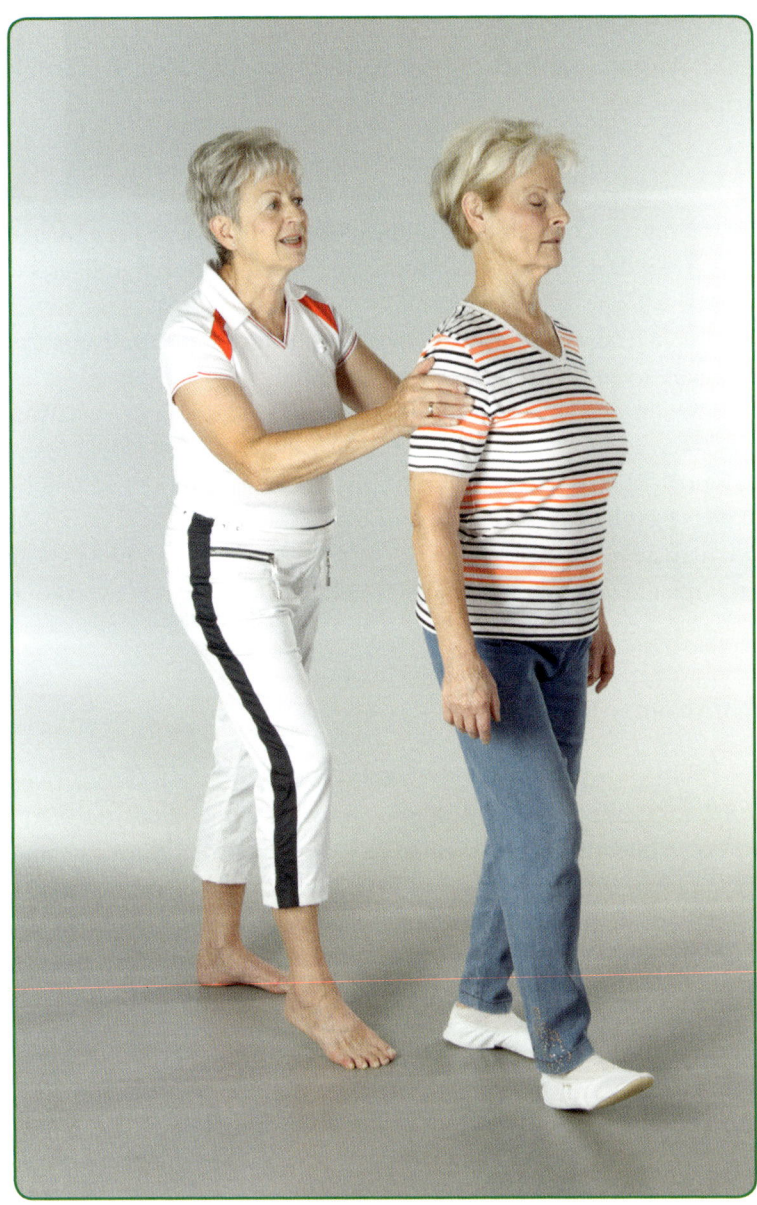

Übung 71: Autofahren

72. Vertrauensspaziergang

Dies ist eine Variante der vorherigen Übung. Hier darf der Untergrund ruhig uneben sein oder Hindernisse aufweisen (allerdings sollte A nicht klettern müssen, die Gegenstände am Boden sollten also leicht zu über- oder beschreiten sein). Diese Übung lässt sich am besten im Freien durchführen, zum Beispiel in einem Garten oder Park. B sollte sich die ganze Zeit über bewusst sein, dass er die Verantwortung für A übernimmt, sehr aufmerksam und achtsam sein und sich in A hineinversetzen, um nicht zu schnell zu gehen, ihm rechtzeitig Informationen zukommen zu lassen und das richtige Maß an kleinen Abenteuern zu schaffen. A hat die Aufgabe, zu sagen, wenn ihm unbehaglich wird oder er sich etwas anders wünscht, zum Beispiel langsamer zu gehen.

1. B verbindet A die Augen mit einem anschmiegsamen Tuch, sodass A wirklich nichts mehr sieht. Achtung: Es sollte nicht viel Druck auf den Augen lasten! Sie können auch eine Schlafbrille verwenden, wenn eine zur Hand ist.
2. A kann nun ausprobieren, auf welcher Seite sich B halten soll. B nimmt As Hand.
3. Nun gehen beide los und B darf A Weisungen und Warnungen aussprechen, zum Beispiel: „Achtung, jetzt kommt eine Abwärtsstufe!"
4. B kann A auch an Gegenstände heranführen, die A betasten kann, zum Beispiel an einen Baumstamm, eine Mauer oder einen Laternenpfahl.
5. Der Vertrauensspaziergang sollte etwa zehn Minuten dauern.

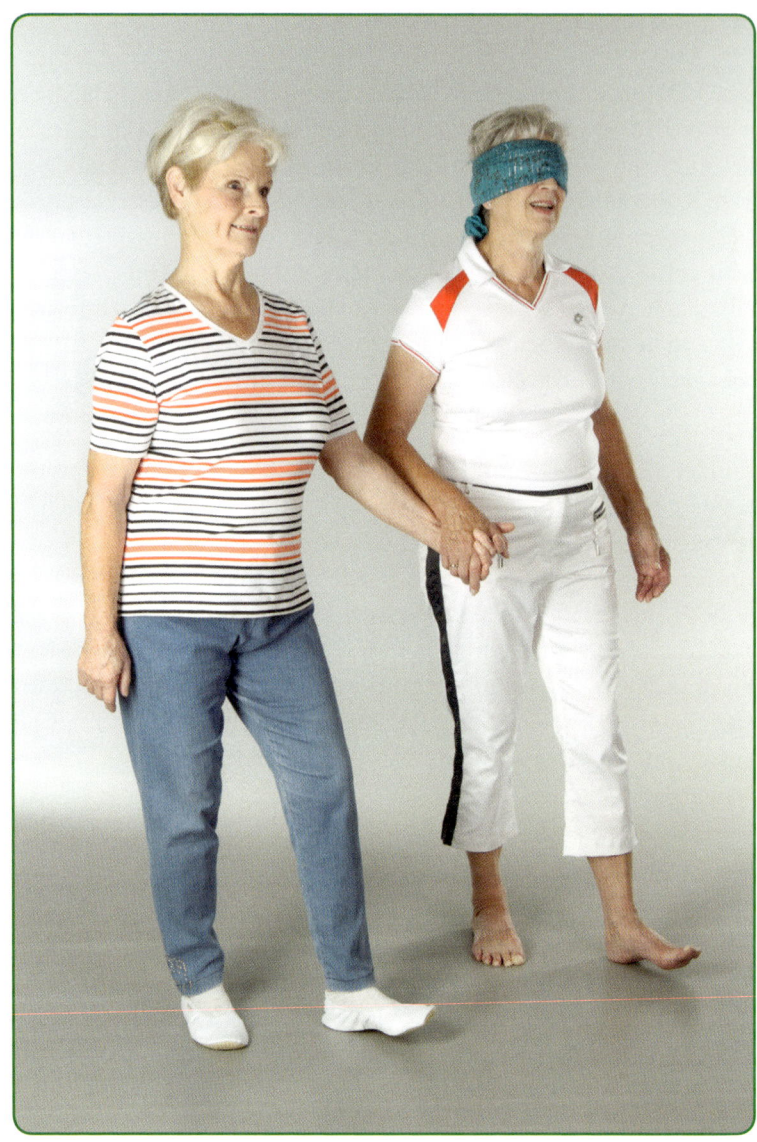

Übung 72: Vertrauensspaziergang

9.3 Kontakte gestalten

Wir kommunizieren mit dem ganzen Körper. Unsere Aufmerksamkeit richtet sich zwar auf die Worte, aber ein Gesprächsverlauf und wie wir uns dabei und danach fühlen wird viel mehr von den nonverbalen Signalen bestimmt. Mit den folgenden drei Übungen können wir auf einer anderen, ganzheitlichen Ebene miteinander in Kontakt kommen.

73. *Hände spiegeln*

1. A und B stehen voreinander im Abstand von etwa 80 Zentimetern. Beide stellen sich vor, sie stehen vor einem Spiegel.
2. Sie halten ihre Handflächen in der Mitte zwischen ihnen fast aneinander, es sollten einige Zentimeter Platz dazwischen sein.
3. A macht nun zuerst mit der einen, dann mit der anderen Handfläche und dann mit beiden gleichzeitig langsame Bewegungen an der gedachten Spiegelscheibe entlang.
4. B folgt mit seinen Handflächen möglichst genau, sodass die Handflächen immer im ursprünglichen Abstand zueinander bleiben, wie ein Spiegelbild eben.
5. Etwa zwei bis drei Minuten, dann können beide ihre Hände und Arme ausschütteln, sich bewegen und dann die Rückrunde antreten.
6. Zum Schluss tauschen sich beide miteinander aus.

74. *Gespräch der Hände*

1. Die Unterarme sind von Kleidung unbedeckt (also schieben oder krempeln Sie gegebenenfalls Ihre Ärmel etwas hoch).
   A und B sitzen sich bequem so gegenüber, dass ihre Knie sich fast berühren. Sie heben ihre Hände auf Brusthöhe und legen ihre Handflächen an die des Partners.
2. Nun stellen sich beide vor, ihre Hände würden ein Gespräch mit den Händen des Partners führen, wobei Berührungen bis zum Ellbogen erlaubt sind.
3. Gesprochen wir dabei nicht, aber Lachen und Laute und Tönemachen sind erlaubt.
4. Gestatten Sie Ihren Händen, ganz nach ihren Impulsen vorzugehen. Manchmal sind sie passiv und lassen sich betasten, streicheln, kneten, manchmal sind sie aktiv und manchmal ergeben sich spontan gemeinsame Aktionen wie aneinanderklatschen und miteinander tanzen.

TIPP

Probieren Sie die Übung auch mit geschlossenen Augen aus!

75. Gespräch der Füße

Diese Übung belebt die Füße und die Beine und ruft uns ins Bewusstsein, welche unterschiedlichen Impulse in ihnen darauf warten, ausgelebt zu werden.

1. A und B legen sich in einer Linie auf den Boden, die Köpfe zeigen voneinander weg und die Füße werden auf Kniehöhe aneinandergelegt.
2. Die einzige Vorgabe ist, dass die Fußflächen aneinandergelegt bleiben. Ansonsten wie bei der vorigen Übung.

TIPP

Diese Übung macht mit bloßen Füßen am meisten Spaß!

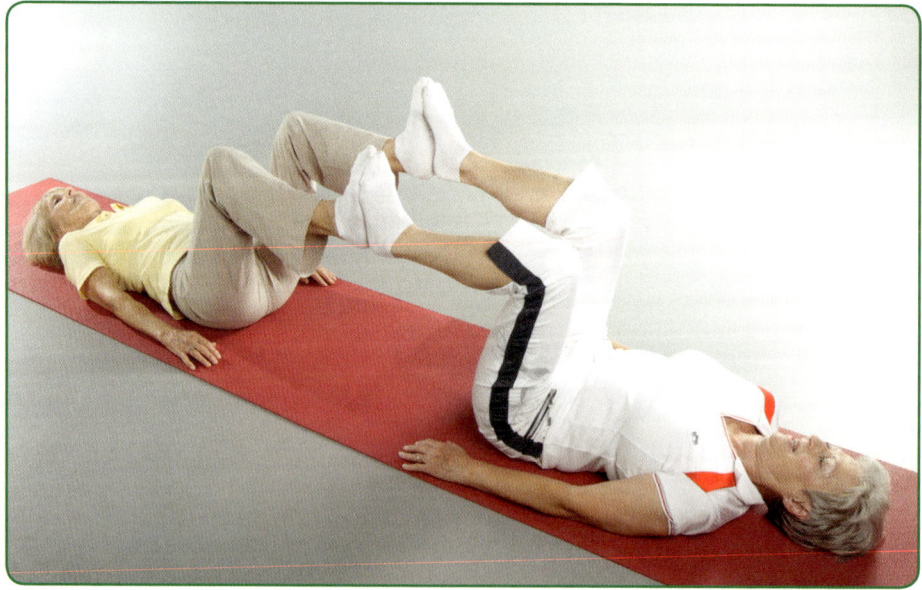

Übung 75: Gespräch der Füße

9.4 Ausdruckskraft

76. Gespräch ohne Worte

Diese Übung schult Ihre Wahrnehmung für die Signale, die Sie in einem Gespräch mit Ihrer Körperhaltung, Ihrer Gestik und Mimik sowie Ihrem Tonfall geben, und für die Signale, die Sie vom anderen empfangen. Dadurch können Sie andere besser einschätzen und sich selbst zunehmend so verhalten, dass andere Sie so behandeln, wie Sie es möchten.

1. Vereinbaren Sie ein Thema, über das Sie sich unterhalten wollen. Es sollte emotional sein (zum Beispiel Krankheiten oder Politik oder Familie).
2. Für etwa sechs Minuten unterhalten sich beide Partner über dieses Thema. Dabei ist alles erlaubt, außer Weggehen, einander berühren und der mit Worten ausformulierten Sprache. Sie können zum Beispiel mit „Mmm hmmm hmmm" oder „La la la" sprechen oder mit sonstigen Lauten, wie sie zu dem passen, was Sie ausdrücken möchten. Setzen Sie Ihre Körpersprache ein! Gestikulieren Sie, drücken Sie mit Ihrer Mimik aus, was Sie sagen wollen!
3. Gestatten Sie sich, während des Gespräches lebhaft und nachdrücklich zu werden. Verteidigen Sie Ihren Standpunkt, entkräften Sie die Argumente des Partners, streiten Sie. Beobachten Sie dabei, woran Sie die Stimmungen Ihres Partners erkennen und wie Sie Ihre eigenen ausdrücken.

Das Gespräch ohne Worte kann in mehreren Varianten gespielt werden:
- Mit kontroversen Standpunkten.
- Die Partner sind sich einig.
- Jeder Partner denkt sich ein eigenes Thema aus, von dem der andere nichts weiß.

Nach dem Gespräch ohne Worte folgt der Austausch mit Worten: Was ist Ihnen aufgefallen? Wovon sind Sie überrascht? Was war Ihnen schon vertraut? Wofür könnten die neuen Erkenntnisse nützlich sein? Wie können Sie sie im Alltag umsetzen?

77. Partner-Ausdruckssätze

Diese Übungsserie bringt Ihre Grundhaltungen zum Vorschein, sodass Sie sie dort erweitern können, wo Sie merken, dass Sie eingeschränkt sind. Jede Übungsvariante behandelt eine andere Grundhaltung.

1. Sie und Ihr Partner stehen sich im Abstand von etwa 1,50 Metern gegenüber. Nehmen Sie beide die Grundhaltung ein, sodass Sie fest und gut stehen. Nehmen Sie Blickkontakt miteinander auf. Verteilen Sie den Text. Sagen Sie immer abwechselnd Ihr Wort oder Ihren Satz – nur dies und sonst nichts.
2. Probieren Sie ganz unterschiedliche Betonungen aus: sanft, nachgiebig, bittend und flehend, fragend, neutral, bestimmend, hart, streitsüchtig, darauf bestehend, lustig albernd und was Ihnen noch so einfällt.
3. Sie können auf die Betonung des Partners eingehen oder selbst wählen, wie Sie Ihren Text sagen. Dabei dürfen Sie sich bewegen, gestikulieren, einige Schritte gehen und Ähnliches. Sie sollten nur den Blickkontakt halten (bis auf die letzte Sequenz) und in der Nähe bleiben. Der Partner darf nicht berührt werden.
4. Für etwa drei Minuten probieren Sie beide Ihren Text aus, dann wird der Text gewechselt.
5. Nach der Rückrunde tauschen Sie sich miteinander darüber aus, was Sie erlebt haben.
6. Sie können sich auch eigene „Wortwechsel" ausdenken, wenn Sie eine bestimmte innere Haltung erkunden und erweitern möchten.
7. Absolvieren Sie nicht mehr als drei verschiedene Wortwechsel in einer Übungssequenz. Ihre Innenverwaltung braucht Zeit, um das Erlebte auszuwerten und zu verarbeiten!

Diese Texte können Sie ausprobieren:

Ja – Nein

Wie geht es Ihnen, wenn Sie merken, dass Ihr Gegenüber eine andere Meinung hat als Sie selbst? Und wie gehen Sie damit um?

Doch – Nein

Hier wird aus Unterschiedlichkeit Gegensätzlichkeit.

Komm her (oder: Komm zu mir) – Bleib mir vom Leib

Der eine will mehr Nähe, der andere mehr Distanz.

Du musst – Ich kann nicht

Wie gehen Sie mit Vorschriften, Zwang und Anforderung um und wie geht es Ihnen damit, als Sender und als Empfänger?

Du musst – Ich will nicht

Zwang kontra Rebellion und Auflehnung, wie halten Sie es damit?

Tu es – Nicht mit mir

Hier treffen sich zwei Machthaber – wie können Sie eine solche Situation gestalten?

Guck mal (oder: Schau mal) – (Nichts, schaut weg, dreht sich weg)

Einer möchte Kontakt, der andere ignoriert ihn. Was passiert in Ihnen, in jeder der Rollen? Welche Strategien fallen Ihnen ein? Wie schnell würden Sie weich werden (als die ignorierende Person) und wie lange kämpfen Sie um Aufmerksamkeit, bis Sie resignieren?

9.5 Selbstbehauptung

78. Der römische Gruß

Diese kleine Übung stärkt die Identität und das Selbstgefühl. Außerdem regt sie die Thymusdrüse an und damit indirekt auch die Immunkräfte.

1. Sie und Ihr Partner stehen sich im Abstand von etwa 1,50 Metern gegenüber. Nehmen Sie beide die Grundhaltung ein, sodass Sie fest und gut stehen. Nehmen Sie Blickkontakt miteinander auf und halten Sie ihn.
2. Immer abwechselnd ballt ein Partner seine Schreibhand zu einer festen Faust, sagt mit lauter und fester Stimme: „Ich!", führt dabei die Faust in einem Halbkreis, der mit ausgestrecktem Arm beginnt, an sein Brustbein und schlägt mittelkräftig (deutlich spürbar, aber nicht schmerzhaft) mit der Faust darauf. Dann lässt er die Faust sinken und atmet betont aus. Etwa fünfmal für jeden Partner.
3. Danach tauschen Sie sich kurz aus über das, was Sie von sich selbst erlebt haben und wie der Partner auf Sie gewirkt hat: Wie viel Kraft und Ausstrahlung konnten aktiviert werden?

Wenn Sie diese Übung von Zeit zu Zeit wiederholen, werden Sie bemerken, dass die Art, wie Sie sie durchführen und wie sie wirkt, sich ändert, und zwar meistens in die Richtung, dass es Ihnen zunehmend leichter fällt, den Blickkontakt zu halten, zu sich zu stehen und auch die betonte Präsenz des anderen auszuhalten.

Die beiden folgenden Übungen mobilisieren Ihre Lebendigkeit, Kontakt- und Durchsetzungsfähigkeit. Sie dürfen durchaus Spaß haben dabei!

79. Seitwärtsschieben

1. Die Partner stellen sich so nebeneinander, dass die Oberarme flächig aneinanderliegen. Daran darf sich auch während der Übung nichts ändern.
2. Es sollen möglichst immer beide Füße am Boden bleiben.
3. Die Hände werden etwa auf Ellbogenhöhe gehalten und dabei zur Faust geballt.
4. Sie schauen dabei gerade nach vorn und bleiben aufgerichtet – nicht nach vorn und unten abknicken!
5. Es kommt hier nicht darauf an, wer gewinnt, sondern darauf, seine Kräfte zu spüren und die des Partners zu erforschen.
6. Spielen Sie mit Ihren Impulsen: Geben Sie ein Stückchen nach, dann wieder schieben Sie sanft, dann wieder ganz kräftig.
7. Wichtig: Keine ruckartigen Stöße! Jeder Schub soll sanft beginnen, sich dann steigern und sanft wieder verebben.
8. Wenn Sie beide gut stehen und sich innerlich gesammelt haben, dann fangen Sie an, mit Ihrem ganzen Körpergewicht den anderen seitwärts wegzuschieben.
9. Sie dürfen (und sollen sogar) dabei Töne kommen lassen und vor allem: ungebremst atmen!
10. Schieben Sie etwa ein, zwei Minuten, gehen Sie dann auseinander und spüren, was sich in Ihrem Körper und in Ihrer Stimmung verändert hat.
11. Dann wechseln Sie die Seiten für die Rückrunde, damit beide Körperseiten vitalisiert werden.
12. Nach der Übung gehen beide noch ein wenig für sich herum und spüren ihren Körper und ihre Stimmung. Tauschen Sie sich anschließend miteinander aus.

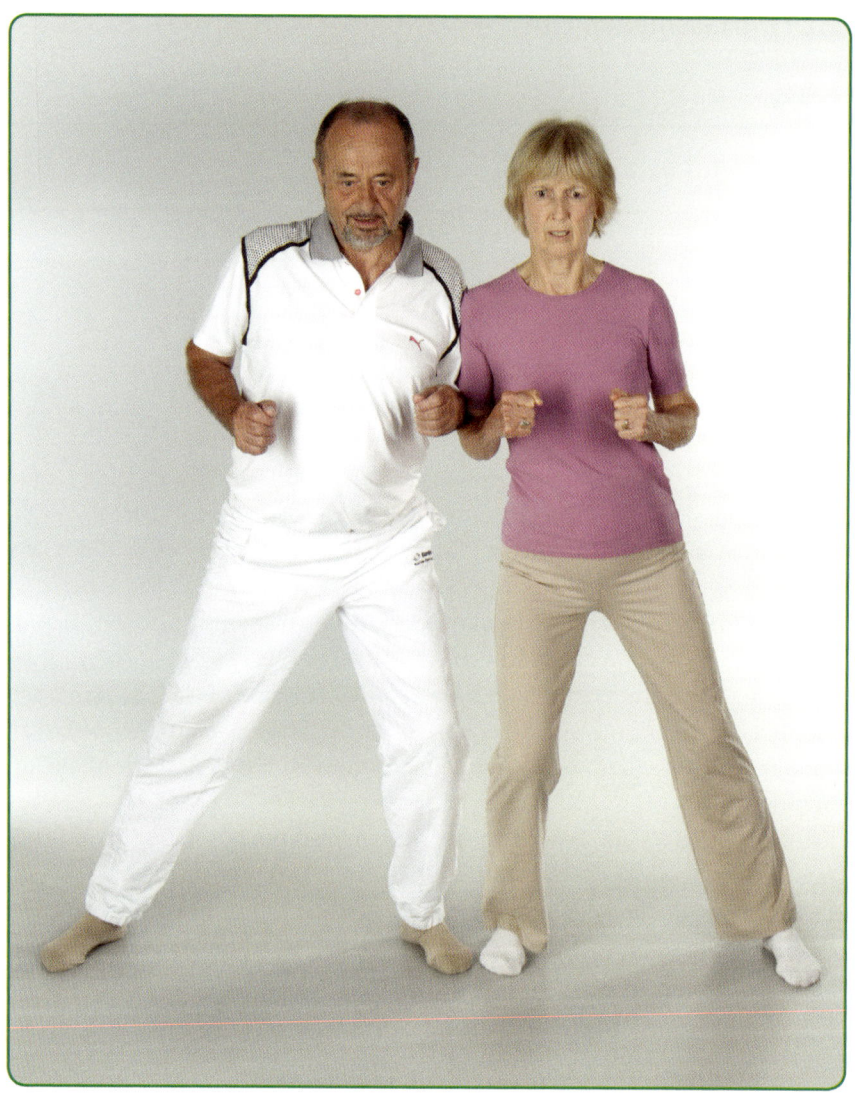

Übung 79: Seitwärtsschieben

80. Vorwärtsschieben

Diese Übung baut auf der vorigen auf. Sie ist etwas schwieriger, weil Sie hierbei Blickkontakt mit Ihrem Partner halten und weil Sie sich mehr auf die Armhaltung konzentrieren müssen.

1. Die Partner stellen sich so voreinander auf, dass sie ihre Hände genau gegeneinander halten können. Nun stellen sie sich so voreinander auf, dass sie ihre Hände genau gegeneinander halten können.
2. Beide heben die Hände auf Augenhöhe, Handflächen nach vorn, Abstand der Hände etwa schulterbreit.
3. Sie winkeln die Ellbogen leicht an (bei dieser Übung achten Sie bitte darauf, dass die Arme nie ganz durchgestreckt sind und dass Sie die Stellung der Hände etwa so beibehalten).
4. Jeder tritt mit beiden Füßen einen Viertelschritt zurück, sodass etwas Körpergewicht auf die Hände kommt.
5. Sie schauen einander an, öffnen den Mund leicht und fangen an, sich gegenseitig nach vorn wegzuschieben.
6. Auch dabei lassen Sie Töne oder kurze Sätze kommen, wie Sie wollen („Geh weg" oder „Platz da" oder Ähnliches).
7. Setzen Sie die gleiche „Schubtechnik" ein wie bei der vorigen Übung, also jeden Schub sanft beginnen und ausklingen lassen.
8. Nach der Übung gehen beide noch ein wenig für sich herum und spüren ihren Körper und ihre Stimmung.

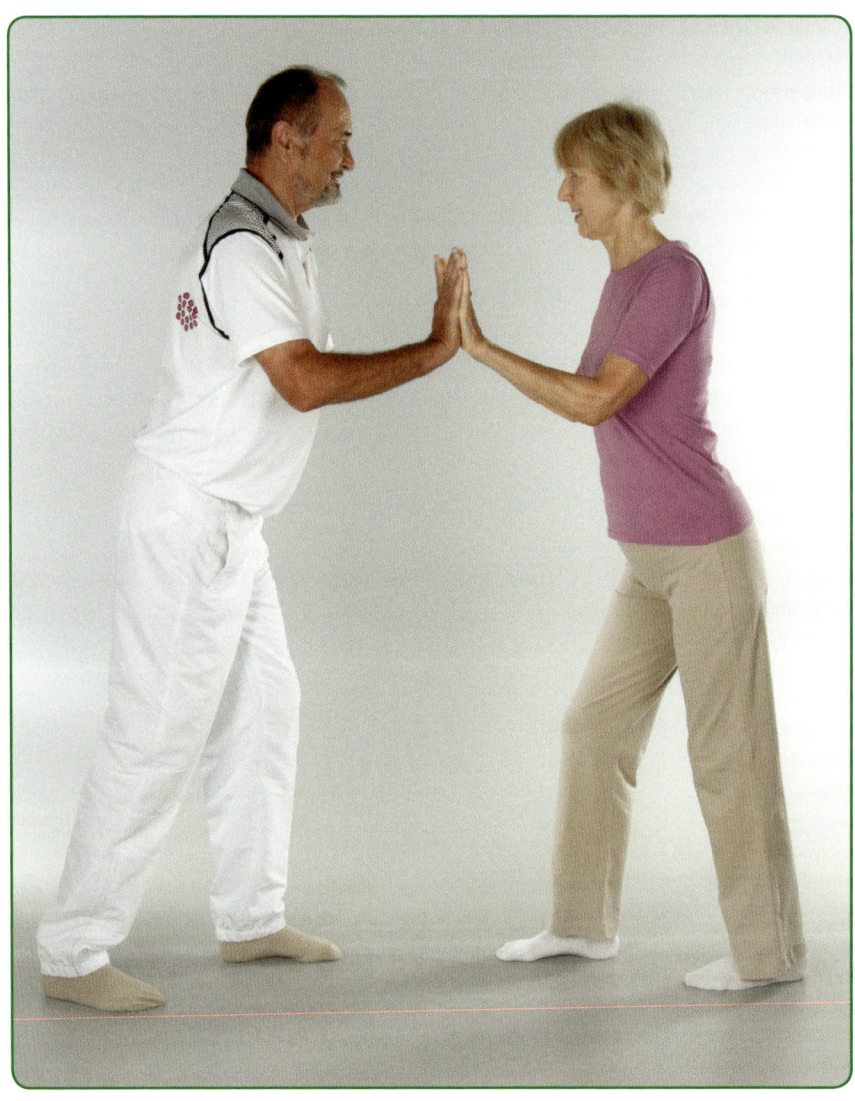

Übung 80: Vorwärtsschieben

9.6 Berührend: Partnerberührungen und Partnermassagen

Bei allen Berührungsübungen ist es wichtig, dass der berührte Partner sich nach der Übung Zeit nimmt, etwas nachzuspüren, zum Beispiel einen Vorher-Hinterher-Vergleich durchzuführen: Bin ich jetzt entspannter? Wo genau? Ist meine Stimmung anders? Spüre ich meinen Körper anders? Sind Gefühle, Bilder oder Erinnerungen aufgetaucht? Während dieser Integrationszeit hält der andere Partner etwa zwei Meter Abstand und schaut den anderen auch nicht an, sondern verhält sich eher wie ein Wächter, der ruhig und aufmerksam in die Umgebung schaut, damit der andere sich gut aufgehoben und geschützt fühlen kann. Die Integrationszeit beträgt etwa drei bis fünf Minuten. Danach kann der berührte Partner entweder mitteilen, wie es ihm während der Übung ging und in welcher Verfassung oder Gemütslage er jetzt ist, oder es folgt erst die Rückrunde, wonach dann beide Partner nacheinander ihre Befindlichkeit mitteilen. Dabei ist wichtig, dass das Erlebte nicht kommentiert wird, es darf einfach so bleiben.

Wichtig ist auch, dass der Partner, der berührt wird (A), mitarbeitet, indem er sagt, ob der Druck wohltut, ob es zarter oder herzhafter sein soll und ob vielleicht ein Körperbereich ausgelassen werden oder ausführlicher bearbeitet werden soll. Der berührende Partner (B) versucht seinerseits zu spüren, was dem anderen guttut, denn manche Körperbereiche mögen es herzhafter und andere zarter.

81. Ausstreichen

Wenn Sie daran denken, wie ein Streicheln über den Kopf ein kleines Kind beruhigen und trösten kann, haben Sie das Prinzip des Ausstreichens schon verstanden. Wir setzen es ein, um mentale, seelische und körperliche Entspannung und Erfrischung gleichzeitig zu erreichen, wozu die ruhige und wohlwollende Ausstrahlung des Partners, der Körperkontakt und die ausgeführten Streichungen gemeinsam beitragen. Der Entspannungseffekt wird eine Weile anhalten und, wenn Sie diese Erfahrung öfters machen, auch als möglicher Zustand in Ihren Erlebensspielraum aufgenommen werden.

Diese Übung kann im Stehen oder Liegen durchgeführt werden. Auch im Sitzen, dann allerdings nur partiell, weil die Körperrück- oder Unterseite nicht erreichbar ist. Die Bekleidung sollte für die Übung leicht und dünn sein, sonst spüren Sie nicht viel davon! Um die beste Art, Ihre Hände einzusetzen, zu finden, stellen Sie sich vor, Ihr Partner wäre von einer Schicht aus staubigen und leicht klebrigen Spinnweben umgeben, die an seinem Körper und an seiner Kleidung hängen und die Sie mit Ihren ganzen Handflächen entfernen wollen. Jeder Ausstrich wird zweimal, wenn genügend Zeit ist auch dreimal, wiederholt. Wenn Sie an das Bild mit den Spinnweben denken, dann ist es ganz logisch, dass Sie zwischendurch immer mal wieder Ihre Hände von A entfernen, sie ausschütteln oder auch reiben – so, als ob die gesammelten Spinnweben daran festkleben und Sie sie entfernen wollen.

Variante 1: Im Stehen

1. Ein Partner (A) stellt sich bequem und mit leichter Fußgrätsche aufrecht hin. Die Arme von A hängen locker herab. Der andere Partner (B) stellt sich hinter A und legt seine Hände leicht auf dessen Kopf.

2. Nun streicht er mit leichtem Druck und gleichmäßigem Tempo über die Haare und Ohren, an den Halsseiten hinab über die Schultern und die Oberarme. Führen Sie den Ausstrich über die Körperenden hinaus, lassen Sie ihn in der Luft enden, wo Sie den Strich noch ein Stück weit fortführen.

3. Danach legen Sie die Hände wieder auf den Kopf von A und streichen über Hinterkopf, Nacken und oberen Rücken. Nun legen Sie Ihre Hände auf die Schultern direkt neben die Halsseiten und streichen die Oberarme außen bis über die Hände hinaus aus.

4. Beginnen Sie den nächsten Schritt wieder auf den Schultern und streichen Sie dieses Mal erst neben der Wirbelsäule aus (fragen Sie Ihren Partner, ob Sie sein Gesäß auslassen oder mit ausstreichen sollen), unter dem Hintern in der Luft auslaufend, und dann, wieder bei den Schultern ansetzend, den Übergang von Rücken zu den Rumpfseiten, unter den Hüften in der Luft auslaufend.

5. Für den nächsten Ausstrich können Sie sich hinknien oder in die Hocke gehen oder Sie holen sich einen Stuhl und setzen sich, denn jetzt werden die Beine ausgestrichen. Umfassen Sie zuerst das rechte Bein von A etwa 20 Zentimeter unterhalb des Schrittes und streichen Sie mehrmals aus, sodass Sie rundherum alle Beinseiten erreichen. Dabei streichen Sie mit der einen Hand über die Ferse und noch ein Stück über den Boden und mit der anderen über den Fuß und noch über die Zehen hinaus, auch am Boden entlang.

6. Dann folgt die Vorderseite. Dabei wird grundsätzlich der Genitalbereich ausgelassen, es sei denn, Sie vereinbaren beide ausdrücklich etwas anderes. Als Frau und A steht es Ihnen natürlich frei, Ihren Brustbereich vom Ausstreichen auszunehmen. Sagen Sie das Ihrem Partner bitte ausdrücklich! A und B stehen sich nun gegenüber. B legt seine Hände auf den Kopf von A und streicht ganz zart über dessen Gesicht bis in die Luft unter dem Kinn.

7. Dann folgt der Ablauf wie für die Rückseite, aber etwas zarter und unter Berücksichtigung der von der Berührung ausgenommenen Gebiete.

Variante 2: Im Liegen

Im Liegen ist der Entspannungsfaktor höher, der Erfrischungsgrad dagegen etwas niedriger als im Stehen. A wählt aus, ob er auf dem Rücken oder auf dem Bauch liegend anfangen will. Er kann natürlich auch sagen, ob er vielleicht nur seine Vorder- oder Rückseite ausgestrichen bekommen möchte. Die Unterlage sollte bequem, aber nicht zu weich sein. Ein Kissen darf verwendet werden, es sollte aber so flach wie möglich sein, damit die Ausstriche wirklich den Lebensfluss im ganzen Körper stimulieren. Ein hohes Kissen unterbricht diesen Fluss. Wenn es B schwerfällt, am Boden zu knien, kann A sich auch auf ein Sofa oder sogar auf einen langen Tisch (mit einer Decke darunter) legen. In dem Fall hat B zusätzlich die Aufgabe, ganz besonders auf A achtzugeben, damit dieser keinesfalls vom Tisch fallen kann. Das gilt natürlich auch, wenn eine Massageliege benutzt wird. Ansonsten ist der Ablauf wie im Stehen.

Weitere Varianten

Sie erzielen höchst unterschiedliche Wirkungen, wenn Sie Tempo und Stärke der Ausstriche variieren. Je ruhiger und langsamer, desto mehr Druck dürfen Sie einsetzen (natürlich innerhalb der Wohlfühlgrenzen von A). Wenn Sie ein langsames ruhiges Tempo wählen, ist der Entspannungsgrad höher, wenn Sie lebhafter ausstreichen, überwiegt der Erfrischungseffekt.

Eine weitere Variante, die als sehr vitalisierend erlebt wird, ist das Ausfegen: Stellen Sie sich vor, Ihre Hände wären kleine Handfeger und Sie wollen den Staub aus den Ecken kehren. Machen Sie kleine, schnelle und rhythmische Ausstriche, jeder mit einer Länge von etwa 20 bis 25 Zentimetern Länge. Dabei dürfen Sie ruhig Druck einsetzen. Bleiben Sie auch hier feinfühlig und flächig mit der Hand und lassen Sie jeden Ausstrich in der Luft enden.

82. Beklopfen

Mehr Energie als das Ausstreichen setzt das Beklopfen frei. Der Ablauf ist derselbe. Statt der flachen Hände werden hier für den Kopf die Fingerspitzen benutzt, mit denen leicht „getrommelt" wird (oder so kräftig, wie es A als wohltuend erlebt). Für alle anderen Körperbereiche werden lockere Fäuste gemacht. Mit den Außenkanten der Fäuste (also der Verlängerung der Außenseite des kleinen Fingers) und lockeren Handgelenken wird dann der Körper so beklopft, dass die Fäuste wieder hochfedern.

83. Indische Schwammmassage

Diese wunderbare Massage stammt von der indischen Babymassage ab und ist hier für die Anwendung bei Erwachsenen abgeändert. Sie wirkt wunderbar belebend. Danach fühlen Sie sich fast wie neugeboren.

Die Technik

Stellen Sie sich vor, Sie halten in beiden Händen einen festen und mit Wasser voll gesaugten Schwamm. Den wollen Sie ausdrücken, aber ohne dass die Fingernägel den Schwamm berühren. Außerdem ist der Schwamm lebendig und freut sich, wenn Sie nicht abrupt zudrücken, sondern erst sanft, dann steigernd und wieder sanft ausklingend; das Ganze noch in einem schönen gleichmäßigen und nicht zu schnellen Rhythmus, also für jedes Drücken insgesamt etwa eine Sekunde. Sie können jede Stelle einmal oder zweimal drücken, aber Sie sollten sich am Anfang für eine Zahl entscheiden und dabei durch die ganze Massage bleiben. Mit zweimal Drücken wirkt die Massage natürlich intensiver, das kann am Anfang überfordern. Und so dauert die Massage natürlich auch doppelt so lange! Auch diese Übung kann im Stehen und im Liegen durchgeführt werden. Im Liegen beschränkt sich die Massage auf den Kopf, die Arme, die Beine und die Körperseiten, weil es zu umständlich und anstrengend wäre, mit einer Hand unter dem Rücken einer liegenden Person zu arbeiten, denn das hätte nicht den rhythmischen und fließenden Charakter, der diese Übung ausmacht.

Variante im Stehen

1. B steht hinter A, der bequem und in leichter Fußgrätsche steht. Die Arme von A hängen locker herab. B legt seine Hände flächig seitwärts um den Oberkopf von A. Nach einer kleinen Kontaktaufnahme (etwa vier, fünf Sekunden) drückt B so leicht oder stark, wie es angenehm ist für A, rhythmisch mit den Händen zu und stellt sich dabei den Schwamm vor. Danach wechseln die Hände die Position so, dass Stirn und Hinterkopf von A gedrückt werden. Den Hals lassen wir aus – wir wollen A ja nicht würgen.
2. B legt die Hände oben auf die Schultern von A, umfasst die Muskelstränge, die den Hals mit den Schultern verbinden (die Trapezmuskeln) und drückt wieder aus. Es folgen die Schultergelenke, die von außen umfasst werden.
3. Dann tritt B an As rechte Seite, umfasst mit beiden Händen den Oberarm und arbeitet sich Handbreite um Handbreite hinunter zu den Händen. Die Finger werden einzeln „ausgedrückt", immer Richtung Fingerspitzen. Es folgt der linke Arm.

4. B bleibt an der Seite von A stehen und legt eine Hand aufs Brustbein von A, die andere auf gleiche Höhe zwischen die Schulterblätter und drückt hier den „Schwamm" aus. So arbeitet B sich bis zur Gürtellinie Handbreite um Handbreite hinunter. Achtung: Beim Bauch zarter drücken und am Rücken kräftiger! Dafür muss A sich etwas gegen Bs Rückenhand lehnen.

5. Nun tritt B wieder hinter A und legt seine Hände an die Körperseiten, knapp unter den Achseln. Hier wird mehr Druck meist als sehr angenehm empfunden. Auch wieder bis zur Gürtellinie.

6. Nun folgen noch die beiden Beine, wobei wieder mit dem rechten Bein begonnen wird, etwa 20 Zentimeter unterhalb des Schrittes. A kann sich dabei an einer Wand oder an einem Möbelstück abstützen und sich auf das nicht massierte Bein stellen, sodass das massierte Bein entlastet und dadurch entspannt ist. Dabei darf der Fuß natürlich ruhig auf dem Boden bleiben. Auch die Beinmassage endet damit, dass die Zehen ausgedrückt werden, so gut es geht.

7. Nach der Integrationszeit folgt wie immer ein kleiner Austausch. Auch B kann hier sprechen, denn das rhythmische „Schwammausdrücken" bewirkt bei ihm wahrscheinlich auch etwas (vielleicht fühlt er, wie sein Körper pulsiert, oder er ist einfach belebt).

84. Kopfmassage im Sitzen

Reiner Balsam für Körper und Seele! Anlehnen und mit einer Kopfmassage verwöhnt werden nährt, entspannt, gibt Trost, Geborgenheit und Zuversicht.

1. B setzt sich am Boden auf eine Matte, einen dicken Teppich oder eine mehrfach gefaltete Decke, die genug Fläche für beide bildet.

2. B sollte sich gut anlehnen können.

3. Unter seine Ellbogen legt er mehrere Kissen, sodass die Arme gut abgestützt sind.

4. Ein flaches Kissen oder eine mehrfach zusammengelegte Decke legt er sich so auf die Vorderseite, dass es oder sie bis zum Boden reicht, damit die Fläche für A schön gepolstert ist.

5. Dann spreizt er die am Boden lang ausgestreckten Beine.

6. A setzt sich mit dem Rücken zu B so zwischen seine Beine, dass er seinen Rücken gut an Bs Vorderseite anlehnen kann, und streckt die Beine nach vorn am Boden aus.

7. A rutscht nun so weit herab, bis sein Kopf an Bs Brust liegt.

8. B massiert nun As Kopf: Er beginnt oben auf dem Kopf und schiebt As Haare zur Seite, sodass jede Fingerkuppe direkt auf der Kopfhaut liegt. Massiert wird

so, dass die Kopfhaut in kleinen ruhigen Kreisen verschoben wird, von jeder einzelnen Fingerkuppe und in kleinen Kreisen.

9. Zunächst also oben auf dem Kopf, dann an den Seiten und an der Stirn. Dann werden die Ohren massiert, auch die Ohrläppchen. Die Halsseiten werden nur ausgestrichen.

10. Auf den Schultern wird der Trapezius gut durchgeknetet, also die starken Muskelstränge, die die Nackenseiten mit den Schultern verbinden.

11. Dann kommen außen die Schultergelenke und die Oberarme an die Reihe. Bitte so stark oder zart, wie es für A angenehm ist, und in einem schönen ruhigen Rhythmus.

12. Zum Schluss vom Kopf über Hals, Schultern und Oberarme mehrmals ausstreichen.

13. A spürt noch einen Moment nach und rutscht dann vor.

14. Nun können beide Partner aufstehen und ein wenig herumgehen. Dann wird gewechselt.

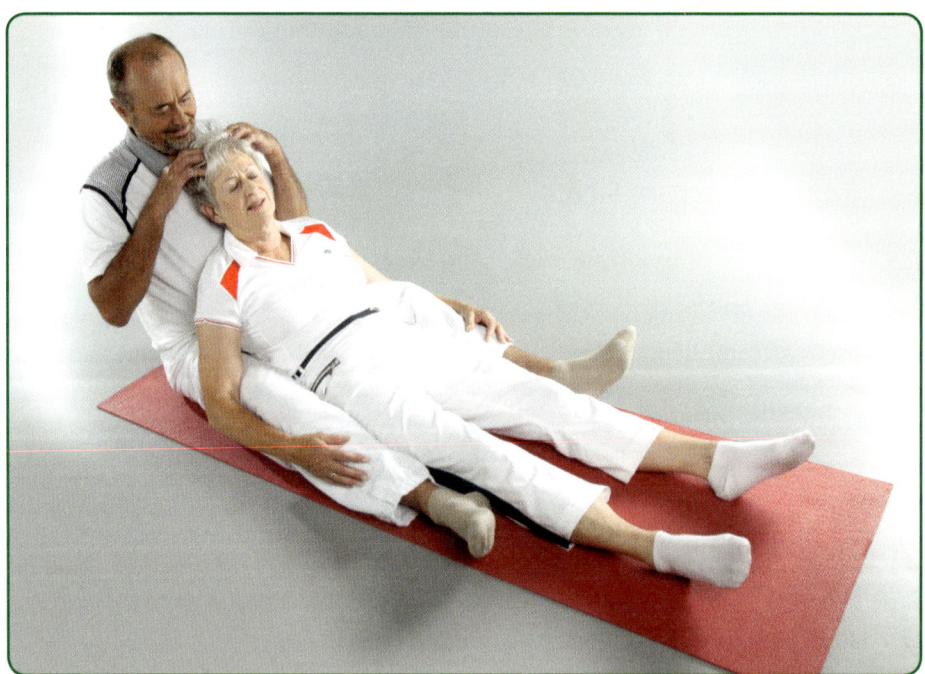

Übung 84: Kopfmassage im Sitzen

85. Lausen

Bei den Affen abgeschaut: Die Komplettentspannung! Besinnlichkeit und Behagen statt Grübeln und Sorgen. Und die Frisur sollte bei dieser Übung einfach einmal egal sein!

1. B sitzt, A liegt und legt seinen Kopf auf einen Oberschenkel von B. Beide sollten es sich möglichst bequem machen.
2. B massiert nun mit kleinen Kreisen direkt auf der Kopfhaut (also die Haare immer zur Seite schieben) mit einzelnen Fingern, mit der ganzen Hand und zieht ganz leicht an einzelnen Haarsträhnen. Dabei ist das Tempo der Bewegungen eher gemächlich.
3. Nach etwa zehn Minuten wird gewechselt.

> **TIPP**
>
> Ihr Partner hat keine Haare mehr? Dann legen Sie ihm einfach die Hände auf den Kopf und kneten die Kopfhaut so, wie es ihm guttut!

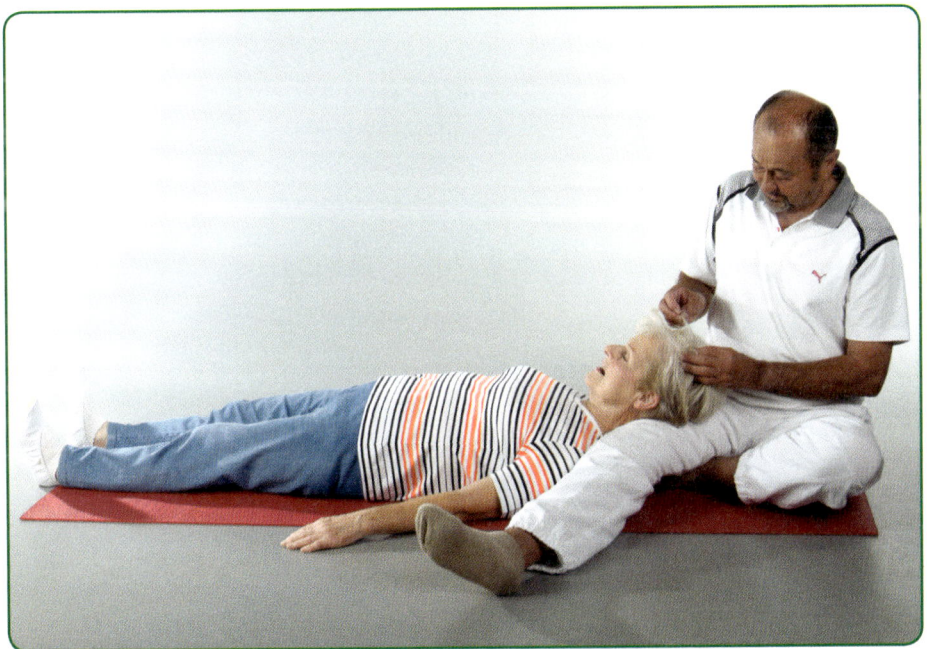

Übung 85: Lausen

86. Arme schwenken

Diese und die folgende Übung vermitteln Erlebnisse wie früher als kleines Kind auf Papas Schultern: aufregend und zugleich in Sicherheit sein. Sie entspannen und vitalisieren gleichzeitig und fachen die Lebenslust wieder an.

1. A legt sich auf den Boden, gern auf eine Decke oder Matte und bei Bedarf mit einem Kissen unter dem Kopf.
2. B stellt oder kniet sich zunächst auf As rechte Seite (je nach Körpergröße und B kann sich gern ein Kissen unter die Knie legen) und nimmt mit seiner Hand As rechte Hand wie beim Grüßen. A soll Bs Hand seinerseits gut festhalten, den restlichen Arm und die Schulter jedoch so locker und entspannt wie möglich.
3. Nun zieht B langsam As Arm etwas aus der Schulter und fängt bedächtig an, den Arm zu schütteln, wie bei einer herzhaften Begrüßung mit Handschlag. Auch seitliches Schütteln kann ausprobiert werden. Währenddessen kann B die Richtung wechseln: mal an As Körper entlang, dann As Arm zur Seite ausbreiten, nach oben schwenken und von oben bis zu As Körperseite wieder hinab. Dabei sollte As Arm nicht über dessen Körpermittellinie geführt werden. Zum Schluss legt B As Arm sachte wieder so ab, wie der Arm sich jetzt von allein hinlegt.
4. Dann geht B um As Füße herum auf seine linke Seite und wiederholt die Übung mit As linker Hand und linkem Arm.
5. Danach sollte A unbedingt etwas Zeit zum Integrieren haben, in der er nur ruhig daliegt und dem Erlebten nachspürt, auch Vorher und Nachher vergleicht.
6. Dann wechseln A und B die Rollen.
7. Zum Schluss erfolgt wie immer ein Austausch.

87. Beine schwenken

1. A liegt am Boden, wie bei der vorigen Übung beschrieben.
2. B stellt sich vor As Füße und hebt diese und damit auch die Beine an den Fersen auf, bis er, also B, aufrecht steht.
3. Nun kann er As Beine, die er hier noch eng nebeneinanderhält, sachte hin und her und auf und ab schwenken. Dann kann er kleine Kreise probieren. Er kann langsames, mittleres und schnelles Tempo ausprobieren, wobei A sagt, was ihm besser gefällt, und dann dabei geblieben wird.
4. Dann kann B mit jeder einzelnen Ferse nach außen und nach innen, nach oben und unten gegenläufig und jede Ferse im eigenen Kreis schwenken.
5. Zum Schluss legt B behutsam As Fersen ab, wobei die Beine sich so legen dürfen, wie sie von selbst zum Liegen kommen.
6. Integration, Rollentausch und Austausch wie bei der vorigen Übung.

88. Zum Schweben bringen

Gerade Menschen, die unter hoher akuter oder chronischer Belastung stehen, zum Beispiel durch Krankheit und Schmerzen oder durch zu hohe Verantwortung für andere (wenn sie zum Beispiel einen Angehörigen pflegen), werden diese entspannende Berührungsübung zu schätzen wissen. Unterlage sollte ein Teppich, eine dünne Matte oder eine Decke sein, keine Matratze oder etwas ähnlich Weiches, in das der Körper einsinkt. Es werden alle „Brücken" nacheinander abgestützt, also alle Körperstellen, die in Rückenlage den Boden nicht berühren.

Die Übung wird durchgeführt, indem A auf dem Rücken mit lang ausgestreckten Beinen und Armen liegt und B neben ihm sitzt oder steht. As Aufgabe ist es, ganz passiv zu liegen und nicht etwa durch Anheben der entsprechenden Körperstelle mitzuhelfen, sondern es zu genießen, dass er gar nichts zu tun braucht. Die Tiefe der Entspannung hängt von der Dauer der einzelnen Abstützungen ab: Sie können zwischen drei und sechs Atemzügen wählen, je nachdem wie viel Zeit Sie investieren möchten. Dabei beobachten Sie die Atemzüge von A und zählen diese, sobald Ihre Hand in der richtigen Position ist.

Der wichtigste Teil der Übung ist das Entfernen der Hand vom „Stützpunkt". Das sollte ganz langsam und einfühlsam geschehen, auf keinen Fall ruckartig!

Es kann sein, dass Sie mit der jeweils freien Hand die Kleidung von A etwas festhalten müssen, damit Sie sie nicht unter dem Körper zusammenschieben.

1. B setzt oder stellt sich (je nachdem wie hoch der Partner liegt) rechts auf Schulterhöhe von A.
2. Er schiebt seine linke Hand langsam unter den Nacken von A und schmiegt seine Hand gut in die Wölbung. Dann hebt er die Hand minimal an, sodass der Nacken abgestützt, aber nicht angehoben ist.
3. So bleiben, während B As Atemzüge zählt und innerlich eine neutrale, also nicht wertende, wohlwollende, behutsame und fürsorgliche Haltung einnimmt und für die Dauer der Übung und der Nachspürzeit beibehält.
4. Die Hand wird, wie oben beschrieben, sehr langsam herausgezogen, sodass die Körperstelle das Gewicht allmählich wieder selbst übernimmt.
5. Es folgt die Schulterrundung, dort, wo sie in den Oberarm mündet und nicht am Boden anliegt. Diese „Kugel" wird sanft von unten umfasst und unterstützt. Weiter wie beim Nacken beschrieben.
6. Danach schieben Sie Ihre rechte Hand unter den Rücken, und zwar dort, wo er am weitesten vom Boden entfernt ist. Sie müssen das je nach Kleidung vielleicht etwas abtasten. Denken Sie daran, mit der anderen Hand die Kleidung festzuhalten und nicht unter den Rücken zu schieben.

7. Danach folgt die Brücke, die das Handgelenk bildet.
8. Nun rutschen oder gehen Sie ein Stück am Körper abwärts, denn jetzt kommt
    die Kniebrücke an die Reihe und danach das Fußgelenk, dessen Abstand zum
    Untergrund oft so schmal ist, dass Sie nur ein oder zwei Finger darunterschie-
    ben können.
9. Sie machen dann auf der anderen Körperseite weiter, und zwar mit dem linken
    Fußgelenk, und arbeiten sich dann in umgekehrter Reihenfolge am Körper ent-
    lang hoch bis zum Nacken.
10. Rücken und Nacken werden also zweimal gestützt.
11. Nach der Integration und dem Austausch erhebt sich A und geht einige Schritte,
    damit die Erfahrung vom Körper integriert werden kann.
12. Danach wechselt B ins Liegen und A lässt ihn schweben.

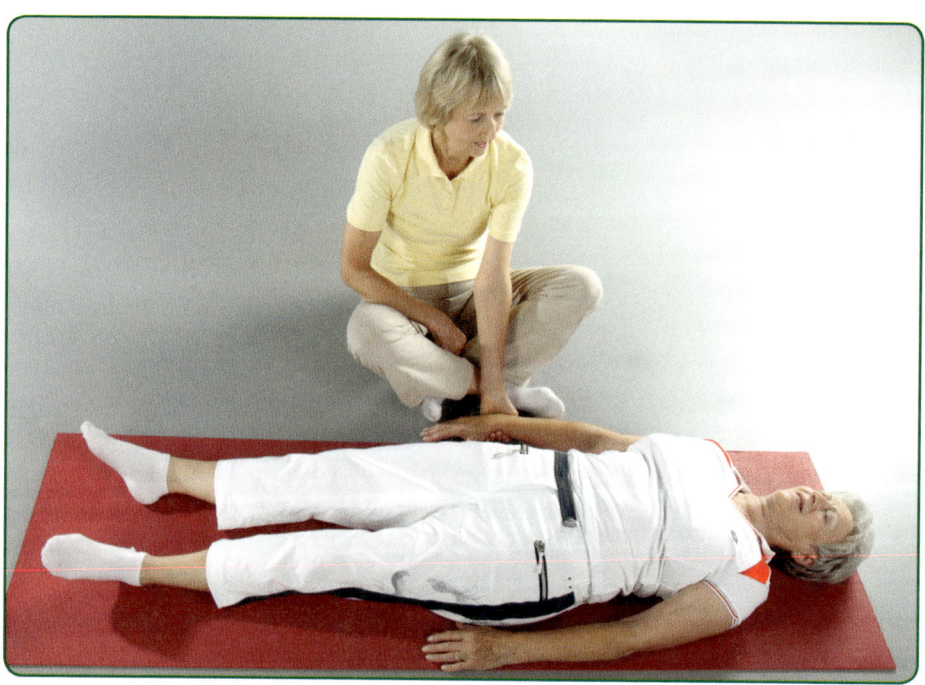

Übung 88: Zum Schweben bringen

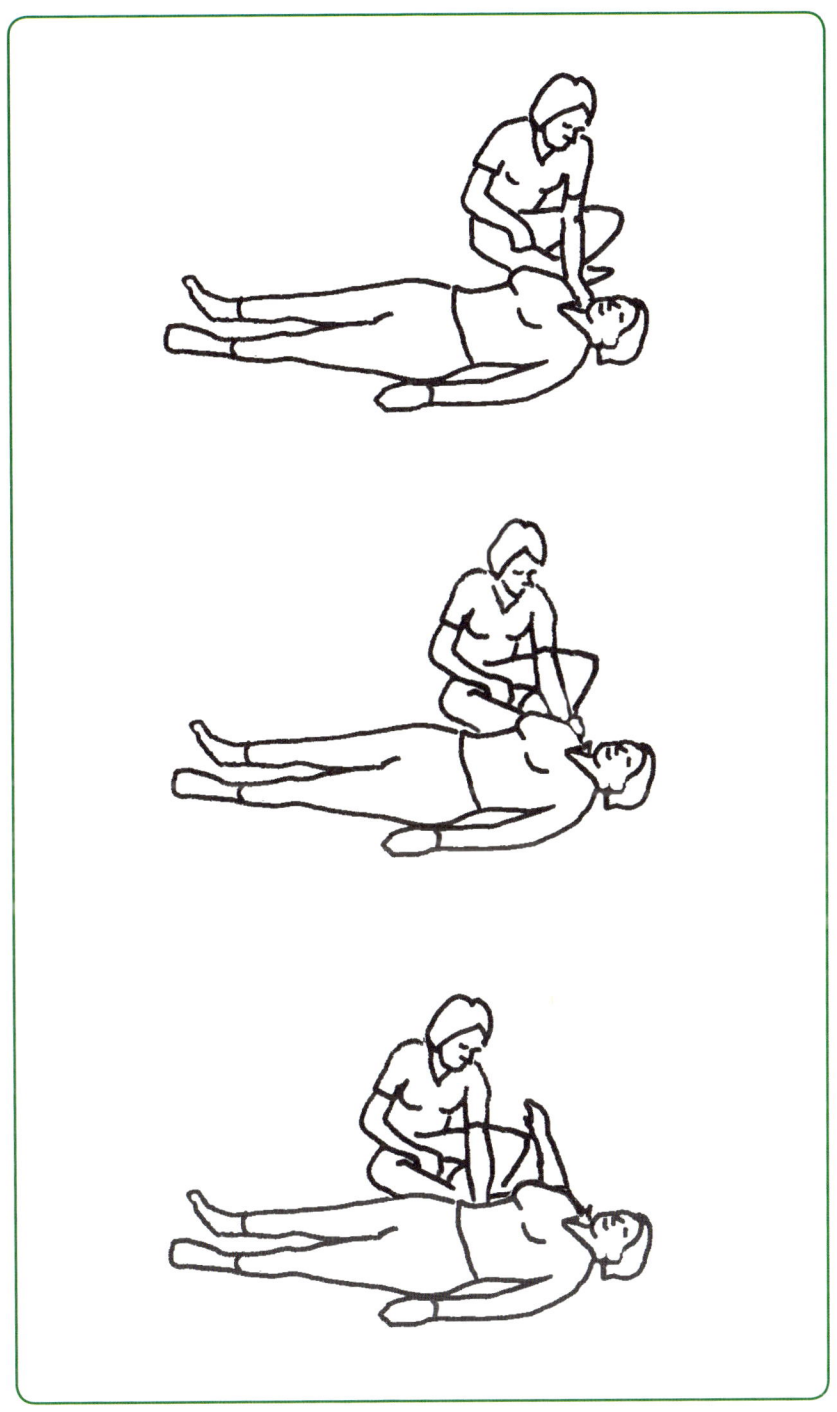

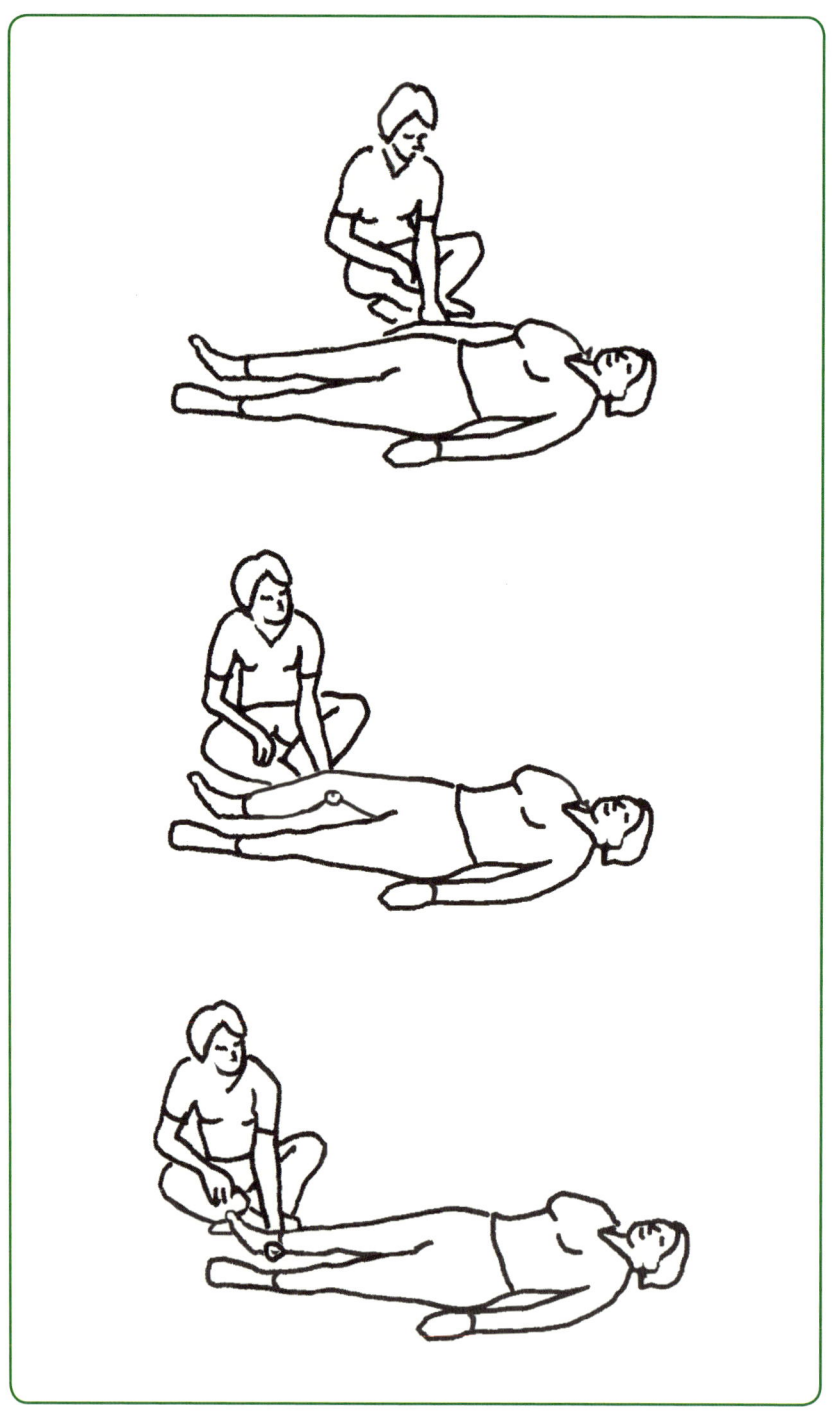

89. Zum Schwingen bringen

Diese Übung ist etwas für Fortgeschrittene. Sie erfordert die Fähigkeit, eigene Bewegungen und die eines anderen Körpers gut miteinander koordinieren zu können und dabei achtsam und feinfühlig zu bleiben. Die meisten Menschen brauchen auch einige Versuche, bis sie die Übung so durchführen können, dass sie ihre optimale Wirkung entfaltet. Das Üben lohnt sich auf jeden Fall, denn „geschwungen" zu werden, belebt und vitalisiert deutlich und auf höchst angenehme Weise.

1. A liegt auf einer bequemen und stabilen Unterlage auf dem Rücken. B sitzt oder steht auf der rechten Seite, etwa auf Rumpfhöhe.
2. Er legt seine rechte Hand an die linke Hüfte von A und seine linke Hand an die rechte Hüfte.
3. Dann bewegt er As Rumpf zwischen seinen Händen rhythmisch hin und her, von einer Hand zur anderen, bis As Körper eine schwingende Bewegung gefunden hat. Das kann für etwa zwei, drei Minuten durchgeführt werden.

Dabei kann B das Tempo, die Heftigkeit / Zartheit und die Breite der Schwingungen immer wieder verändern.

90. Wunschberührung

Mit dieser Übung erwecken Sie Ihren Körper zum lebendigen Spüren: Nun ist einmal jemand für Sie da, auf genau die Weise, die Sie sich wünschen oder die Sie brauchen. Das kann sehr nährend, tröstend und Halt gebend sein. Diese Übung kann mit einem Partner oder auch zu dritt oder viert durchgeführt werden.

Variante für die Partnerübung

Als A liegen Sie auf einer bequemen Unterlage auf dem Rücken. Nehmen Sie sich Zeit, spüren Sie Ihren Körper und bitten Sie B, eine oder zwei Hände auf eine Körperstelle, es können auch zwei sein, zu legen. Zum Beispiel: „Bitte umfasse meine Fußsohlen von unten. Ja, so. Und jetzt drück bitte etwas kräftiger zu." Genießen Sie die Berührung, solange sie guttut oder bis Sie merken, dass gern ein anderer Körperbereich berührt werden möchte.

4. Sie steuern den Ort, die Art und die Dauer der Berührung.
   Wenn sich B nicht imstande sieht, eine Berührung durchzuführen oder eine Haltung ihn anstrengt, dann sagt er das und beendet die Berührung ruhig und achtsam.

5. Vereinbaren Sie vorher eine Zeit, zum Beispiel zehn Minuten. B achtet auf die Zeit und gibt A etwa eine Minute vorher Bescheid, dass die Zeit bald herum ist.

91. Wunschbewegungen

Es tut sehr gut, verwöhnt, hebt die Stimmung und lädt die Energiereserven auf, wenn Sie sich einfach ab und zu bewegen lassen, ohne selbst etwas tun zu müssen.

Als A liegen Sie auf einer bequemen Unterlage auf dem Rücken. Sie spüren, was für eine Bewegung Ihnen guttun könnte, und bitten B, diese durchzuführen. Geben Sie B auch Anweisungen, zum Beispiel: „Etwas schneller, bitte!" oder „Ruhig noch weiter dehnen, ja, bis hier."

Die Möglichkeiten sind sehr vielfältig. Sie können sich ein Bein anheben, anwinkeln, strecken oder aufgestellt zur Seite legen lassen. Sie können eine Körperseite anheben, ja, sich sogar herumdrehen lassen. Der Kopf kann gedreht oder angehoben oder beides werden (mit dem Kopf sollte immer langsam und behutsam gearbeitet werden!).

10. Gruppenübungen und Gruppenspiele

Eine Übungsgruppe kann aus drei bis zehn Teilnehmern bestehen. Mehr Teilnehmer machen das Bewegungsfeld unübersichtlich, was Stress verursachen kann. Für die Gruppenarbeit ist am besten ein Raum ohne Säulen und mit schlichtem Grundriss geeignet. Wenn der Boden glatt ist, ziehen Sie bitte Stoppersocken an! In Straßenschuhen zu üben ist nicht ratsam, weil auch Ihre Füße sich frei bewegen und guten Kontakt zum Untergrund haben sollen. Außerdem besteht bei einigen Übungen Verletzungsgefahr durch harte, schwere Schuhe.

Üben Sie im Freien, zum Beispiel in einem Garten oder in einem Park, dann möglichst in Schuhen mit sehr weichen, dünnen Sohlen! Für Übungssequenzen in der Gruppe ist das Warm-up natürlich genauso wichtig wie für Einzel- und Paarübungen. Wenn die Teilnehmer sich noch nicht gut kennen, können sie in der ersten Zeit auch mit dem Rücken zum Raum tanzen, sodass sich keiner beobachtet fühlt und sich bremst aus Angst, seine Bewegungen könnten lächerlich aussehen.

Der Austausch, der sich an jede Übung anschließt, kann je nach der zur Verfügung stehenden Zeit paarweise, zu dritt, zu viert oder in der ganzen Gruppe nacheinander stattfinden. Als Faustregel gilt: Von je mehr anderen Teilnehmern wir hören, wie es ihnen erging, desto größer ist das Lernfeld, aber desto länger ist auch die Zeit, die mit Reden und Zuhören statt mit dem Üben selbst verbracht wird.

10.1 Miteinander warm werden

92. Tanzimprovisation

Diese Bewegungsspielart ist ein riesiges Feld. Es werden Intuition und spontane Bewegungsimpulse, Kontaktaufnahme und Reaktion auf den oder die anderen auf viele unterschiedliche Arten und ganz nebenbei noch die Beweglichkeit und Kondition trainiert. Hier wird die einfachste Anfangsübung vorgestellt. Die Musik dafür sollte rhythmisch, melodisch und mittelschnell sein. Für Anfänger kann das Musiktempo auch langsamer sein, damit die Körperseele sich an die neue Aufgabe herantasten kann.

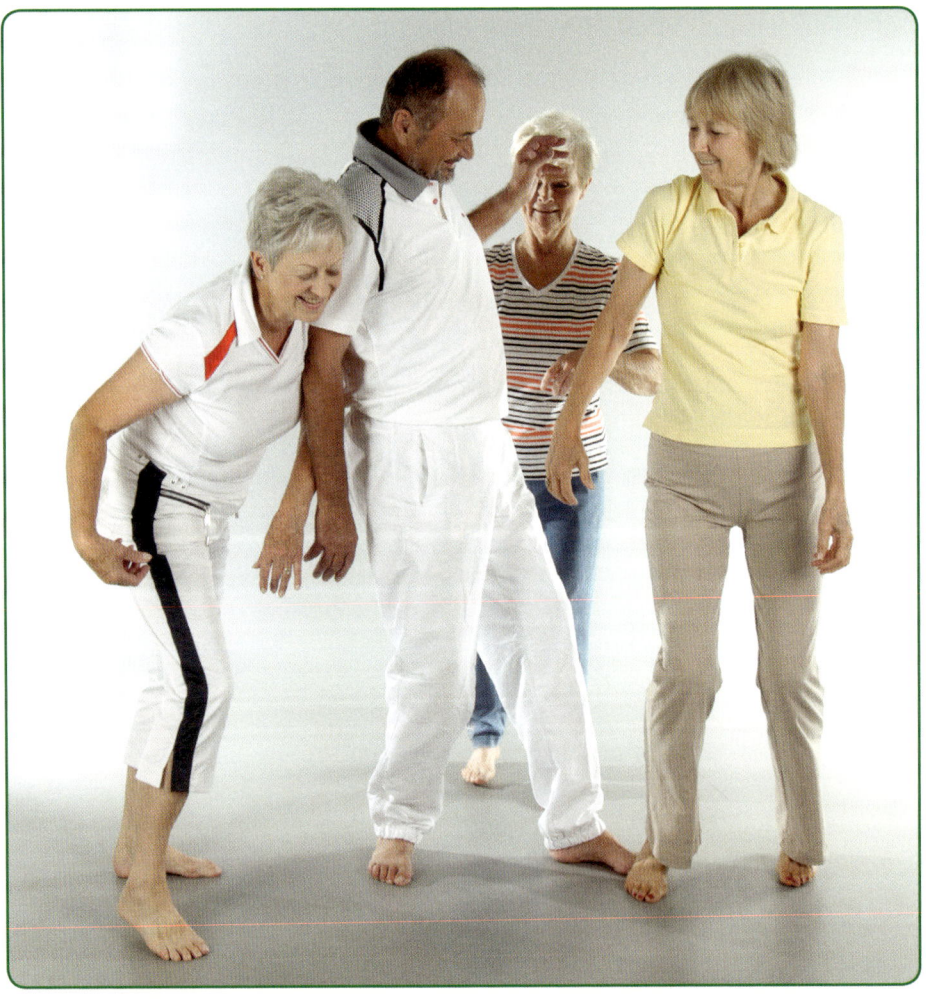

Übung 92: Tanzimprovisation

1. Die Teilnehmer bewegen sich zur Musik, und zwar so, dass mindestens ein eigener Körperteil mindestens einen Körperteil eines anderen Teilnehmers berührt – die Handinnenflächen sind davon ausgenommen. Die Bewegungen wechseln ebenso wie die Begegnungen und die Berührungen. Dabei wird kein Plan gefasst, sondern dem gefolgt, was sich spontan ergibt.
2. Etwa zehn Minuten lang, dann geht jeder Teilnehmer für sich herum und spürt seine Befindlichkeit.

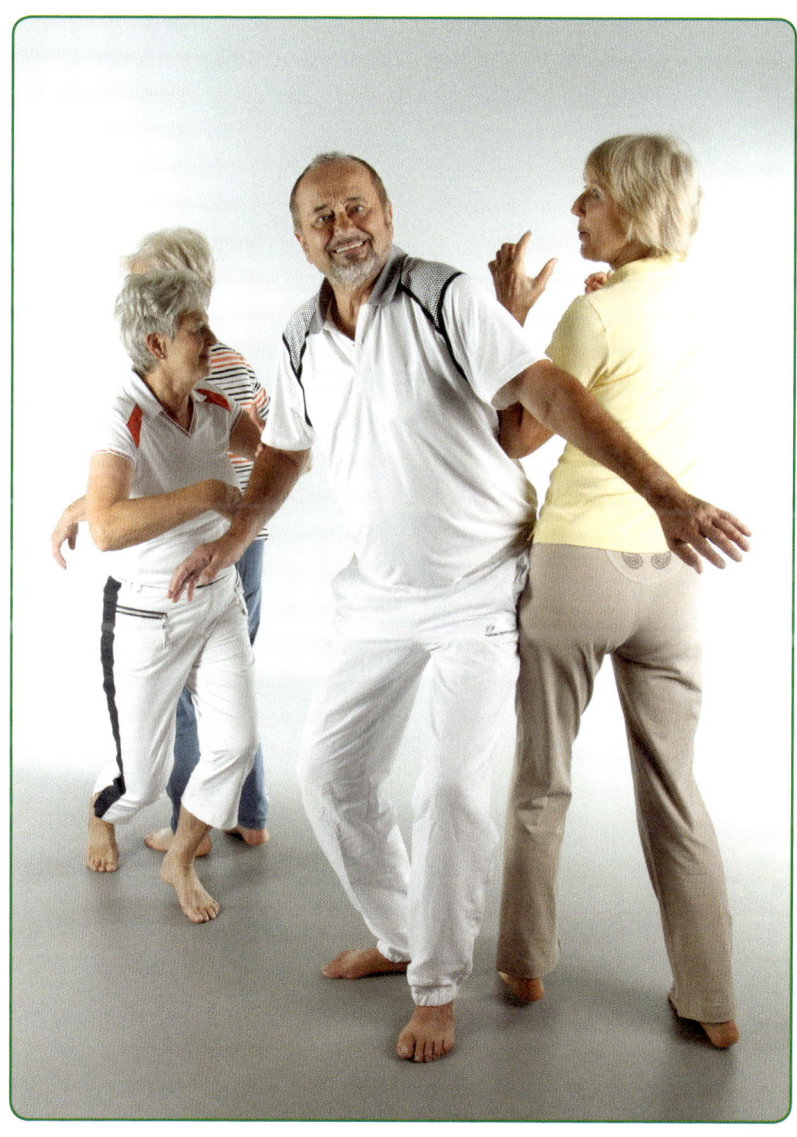

10.2 Einander kennenlernen

93. Du bist ...!

Diese Übung ist ein gutes Anfangsspiel, denn dadurch können sich die Teilnehmer nicht nur die Namen besser einprägen, es stärkt auch die Identität und ist eine Bestätigung der eigenen Existenz, den eigenen Namen von den anderen zu hören.

1. Der Reihe nach sagen die Teilnehmer: „Ich bin (Vorname)".
2. Die anderen schauen ihn an und sagen mit kräftiger und fröhlicher Betonung im Chor: „Du bist (Vorname)!", und zwar dreimal hintereinander.

Variante

Zusätzlich zum Namen kann auch noch eine Eigenschaft genannt werden, zum Beispiel: „Ich bin Bärbel und meine Lieblingsfarbe ist Blau." oder „Ich bin Klaus und ich laufe gern barfuß im Gras."

Wenn die Gruppe den Satz wiederholt, hat sie schon eine kleine Herausforderung zu meistern, nämlich ihr Sprechtempo zu koordinieren (natürlich kann die Gruppe es mehrmals probieren).

94. Guten Tag!

Wenn die Teilnehmer gegenseitig ihre Namen schon gut kennen, kann dieses Spiel ab und zu am Anfang eines Gruppentreffens durchgeführt werden. Es stimmt die Teilnehmer darauf ein, sich spüren und authentisch ausdrücken zu dürfen, aber auch ihren Spaß zu haben.

1. Die Teilnehmer gehen im Raum herum, und zwar jeder für sich, nicht alle hintereinander im Kreis!
2. Jeder versetzt sich in eine Stimmung, entweder in die, die er momentan erlebt, oder in eine ausgedachte: lustig, voller Vorfreude, begeistert, geistesabwesend, ungeduldig, überdrüssig und so weiter.
3. Mit jedem anderen Teilnehmer, dem sie begegnen, tauschen sie einen Gruß aus: „Guten Tag, Jürgen!" – „Guten Tag, Elfriede!", und zwar im Tonfall und mit der Körpersprache, wie es der gegenwärtigen Stimmung entspricht. Nach etwa drei, vier Begrüßungen suchen sich die Teilnehmer eine neue Stimmung aus, mit der sie nun weiterhin die Begegnenden begrüßen.

Variante 1

Jeder geht in der Stimmung weiter, die er von seinem aktuellen Grußpartner aufgefangen hat.

Variante 2

Oder mit dem Gegenteil dieser Stimmung.

95. Heiße Kartoffel

Dieses Spiel fordert Präsenz und Konzentration, es vitalisiert und bringt in Bewegung, setzt untereinander in Beziehung und zeigt auch etwas von der sonst unsichtbaren Gruppendynamik.

Jeder Teilnehmer nimmt einen Gegenstand zur Hand, entweder von der Gruppenleitung gestellt, besser jedoch einen eigenen. Der Gegenstand sollte gut in eine Hand passen und unempfindlich sein, also bitte keine Brillen! Geeignet sind Schlüssel, ein Päckchen Papiertaschentücher, ein Brillenetui, ein Bonbon, eine Münze, ein Stein, der gut in eine Hand passt, ein Stift, eine Handy-Hülle und so fort, was eben so in Taschen und Handtaschen zu finden ist. Wenn Gegenstände verteilt werden, sollte jeder anders sein, damit sich der Teilnehmer „seinen" Gegenstand gut merken kann.

1. Die Teilnehmer bilden einen Kreis, sodass sie einander anschauen können, mit etwa 50 bis 80 Zentimetern Abstand zum Nachbarn.
2. Jeder hat seinen Gegenstand in der Hand und stellt sich nun vor, dass er ihn so schnell wie möglich loswerden will, dass er „eine heiße Kartoffel" hat. Ziel ist es, möglichst freie, leere Hände zu haben.
3. Die Gegenstände werden zunächst immer an den rechten Nachbarn weitergegeben. Jeder zugereichte Gegenstand muss angenommen werden und darf auch nicht zu Boden fallen. Wenn ein Gegenstand fällt, muss er so schnell wie möglich wieder aufgehoben werden, und zwar von dem, der ihn fallen ließ.
4. Während des Spiels darf natürlich ausgiebig gelacht werden, auch alle sonstigen Ausdrucksmöglichkeiten sind erlaubt, soweit dabei am Platz geblieben wird und die ankommenden Gegenstände weitergereicht werden. Achtung: Das Spiel lebt von der Schnelligkeit! Die Gegenstände sind wirklich „heiß", also schnell weiter damit!
5. Etwa drei Minuten, dann wird ausgewertet: Wer hat freie Hände, wo haben sich Gegenstände gesammelt und wer hat nun was von wem?

6. Nun können die Standorte verändert werden. Jeder Teilnehmer sollte neue Nachbarn haben. In dieser neuen Runde wird nach links weitergereicht.

7. Nach etwa drei Minuten wird wieder ausgewertet und mit der ersten Runde verglichen.

8. Die beiden Runden können auch ein-, zweimal wiederholt werden, solange es den Teilnehmern Spaß macht.

9. Zum Schluss können alle ihren Gegenstand wieder an sich nehmen, sich setzen und spüren, ob ihr Gegenstand sich jetzt anders anfühlt. Die Teilnehmer können sich auch darüber austauschen, was sie erlebt haben und welche Bedeutung(en) der Verlauf haben könnte.

10.3 Einander wahrnehmen

Bewusstheit für die eigene Körpersprache entwickeln: Manchmal wundern wir uns, dass wir anscheinend anders wahrgenommen werden, als wir uns selbst sehen. Oder dass das, was wir sagen und meinen, ganz anders aufgenommen und beantwortet wird. Das liegt zum Teil daran (der andere Teil liegt natürlich beim Gegenüber, auf dessen Wahrnehmung und Erlebensweise wir ja keinen Einfluss haben), dass unsere Körpersprache sowohl unwillkürlich als auch streckenweise unbewusst ist. Wer zum Beispiel sagt: „Klar, das mache ich doch gern für dich!" und dabei ganz leicht den Kopf schüttelt, ohne es selbst zu merken, wird auf sein nettes Angebot wahrscheinlich eine zwiespältige Reaktion erfahren und wundert sich dann darüber. Sein Körper hat eine Ambivalenz ausgedrückt: Während seine „offizielle" Persönlichkeit also nett und zuvorkommend reagiert, drückt eine andere innere Abteilung, die vielleicht gar nicht bewusst ist, Ablehnung aus, zum Beispiel, weil sie darauf aufmerksam machen will, dass man zu dem Zeitpunkt nicht im Lande sein wird, weil man verreist ist (was das Bewusstsein momentan nicht parat hat). Oder weil unser „Ja-Sager und Kopf-Schüttler" vor sich selbst nicht zugibt, den Bittsteller eigentlich gar nicht zu mögen.

Die folgenden drei Übungen ermöglichen es Ihnen, ganz unterschiedliche Ausdrucksweisen auszuprobieren und sich Feedback von den anderen auf Ihre Körpersignale einzuholen.

96. Ich bin dein Schatten

Dieses Spiel wird in Dreiergruppen gespielt: A, B und C. Es ermöglicht das spielerische Erleben unterschiedlicher Verfassungen und die Erfahrung, dass man genau wahrgenommen wird. Zugleich bietet es eine Rückmeldung darüber, wie eindeutig oder vage die eigenen Ausdrucksformen momentan sind.

1. A geht im Raum herum, B geht hinter ihm her, im Abstand von etwa zwei Metern. C stellt sich an den Rand des Raumes und behält „sein" A-und-B-Paar im Auge.
2. A drückt nun verschiedene Gefühle oder Gemütszustände beim Gehen aus: niedergeschlagen oder fröhlich pfeifend, auf der Hut, sich hinwegschleichend, mächtig oder schüchtern, begierig oder widerwillig ... Dabei sollte A nicht zu schnell wechseln, sondern mindestens etwa 30 Sekunden in einer Verfassung bleiben.
3. B versucht nun, möglichst genau die Bewegungen von A, soweit er sie von hinten sehen kann, nachzumachen und dabei zu erraten, welche Verfassung A gerade darstellt.

4. Nach etwa vier Minuten kommt ein „Stopp"-Signal, A, B und C kommen zusammen und zunächst sagt B seinem A, welche Verfassungen er aufnehmen konnte. Dann sagt C den beiden, was er beobachtet hat, sowohl welche Verfassungen als auch, ob er As Verfassung bei B wiedererkannt hat.
5. Dann wird gewechselt: A wird C, B wird A und C wird B. Nach drei Durchgängen kann die ganze Gruppe sich kurz austauschen über das Erlebte.

97. Die Affen

1. Die Teilnehmer stehen im Kreis und schauen einander an.
2. Ein Teilnehmer beginnt und drückt ein Gefühl oder eine Befindlichkeit aus, ohne Worte, aber mit passenden Tönen und Lauten und mit dem ganzen Körper.
3. Sein übernächster Nachbar zur Linken macht den Ausdruck möglichst genau nach und drückt dann ebenso aus, wie er das findet und wie seine eigene Befindlichkeit jetzt ist.
4. Das greift dessen übernächster Nachbar zur Linken auf und so fort, bis alle einmal dran waren. (Bei einer geraden Anzahl wird einmal zum nächsten Nachbarn gewechselt)
5. Dann gehen alle Teilnehmer durch den Raum und begegnen einander zufällig.
6. Bei jeder Begegnung drücken sie ihrem Gegenüber aus, was sie gerade fühlen (immer ohne Worte), nacheinander oder gleichzeitig, um dann weiterzugehen und die nächste zufällige Begegnung zu suchen. Und Gefühle wechseln schnell! Sie können auch Experimente durchführen und sich ein Gefühl ausdenken, um es dann auszudrücken.
7. Nach etwa zehn Minuten geht jeder still für sich noch etwas herum und spürt einfach nur, wie es ihm jetzt geht. Danach erfolgt der Austausch.

98. Gefühle ausdrücken und verstanden werden

1. Die Teilnehmer stehen wieder im Kreis.
2. Genau wie bei der vorigen Übung drückt ein Teilnehmer (der aktuelle A) seine momentane Befindlichkeit ohne Worte, aber mit dem Körper und mit Tönen und Lauten aus. Er wendet sich dafür seinem linken Nachbarn zu.
3. Dieser gibt ihm anschließend verbales Feedback, etwa so: „Ich glaube, du freust dich auf etwas und bist schon sehr aufgeregt. Du hast aber auch ein bisschen Angst davor." A kann das jetzt bestätigen oder korrigieren.

Dann wird dieser Nachbar zu A und wendet sich seinem linken Nachbarn zu, um seine echte oder eine gespielte Befindlichkeit auszudrücken, und so fort.

10.4 Den Spielraum erweitern

99. Fliegen

Diese schöne Übung vermittelt den Teilnehmern ein Gefühl der Leichtigkeit und lässt sie erleben, wie es ist, unterstützt zu werden.

1. Immer drei Teilnehmer bilden eine „Fluggruppe". Einer ist A, die anderen beiden sind B. Die beiden anderen stellen sich links und rechts von A und heben langsam und möglichst symmetrisch seine Arme an bis auf ein Stück unterhalb der Schulterhöhe. Dabei werden Handgelenk und Ellbogen von unten gehalten. Bitte den Arm nicht umfassen, sondern auch den Daumen unten anlegen!
2. A geht nun los und spaziert langsam durch den Raum, während die Bs As Arme halten, neben ihm bleiben und As Arme nach einer kleinen Eingewöhnungszeit sanft und langsam auf- und abbewegen, wie ein Vogel, der majestätisch seine Flügel schwingt.
3. Zunächst versuchen die beiden Bs As Arme ganz symmetrisch zu bewegen. Dann können sie in den Kurven den „Innenflügel" nach unten und den „Außenflügel" nach oben bewegen.
4. Die Teilnehmer können auch damit experimentieren, welche Varianten noch möglich sind, wobei A sich immer wohlfühlen sollte und jederzeit „Stopp" sagen kann.
5. Nach etwa fünf Minuten ertönt ein Signal; zum Beispiel kann die Leitung eine Klangschale klingen lassen. Die Bs lassen nun As Arme sehr langsam und möglichst symmetrisch herab.
6. A hat nun einige Augenblicke Zeit, um das Erlebte zu integrieren.
7. Dann wird gewechselt. Insgesamt gibt es drei Runden, bis jeder einmal A war.
8. Zum Schluss setzen sich alle und die Dreiergruppen tauschen sich darüber aus, was sie als A und auch als B erlebt haben.

100. Wünsch dir was

Diese Übung wird in einer kleinen Gruppe mit drei, vier oder fünf Teilnehmern durchgeführt. Umfasst die Übungsgruppe zum Beispiel sechs Teilnehmer, dann können zwei Dreiergruppen gebildet werden. Jede Kleingruppe braucht einigen Raum um sich herum. Vor jedem Durchgang kann die Gruppe Regeln vereinbaren, zum Beispiel keine Berührung von Brustbereich und Genitalien, kein Teilnehmer wird durch die Luft geworfen und so fort.

1. A steht, sitzt oder liegt und spürt, was ihm guttäte oder woran sein Körper Gefallen finden würde.

2. Es reicht, zunächst einen Anfang zu finden, denn Wünsche entwickeln sich oft erst in der jeweiligen Situation. So kann A sich zum Beispiel im Stehen einen Arm heben lassen, dabei kann ihm einfallen, dass er sich gern an einen der Bs anlehnen möchte. Dabei wiederum könnte A merken, dass er auch ein Bein heben lassen möchte, dann zwei und dann lässt er sich durch den Raum tragen.

3. Für jeden Teilnehmer werden etwa zehn Minuten für die eigentliche Übung und etwa zwei Minuten für seine Befindlichkeitsmitteilung gerechnet, die bei dieser Übung nach jedem einzelnen Durchgang erfolgen sollte.

101. Spannung abgeben

Diese Übung hat einen sehr erleichternden Effekt. Hinterher fühlen Sie sich leicht, beschwingt und etwas anders in Ihrem Körper. Die Übung erfordert eine ganz genaue Befolgung der Anweisung. Besonders wichtig ist dabei das sehr langsame Lösen der Berührung zum Schluss. Drei „Spannungsabnehmer" und ein „Spannungsgeber" sind die ideale Anzahl.

1. A steht in der Mitte, die anderen um A herum, aber so, dass As Vorderseite frei bleibt, also an den Seiten und hinter A.

2. A spürt, wo es in seinem Körper eine Schwere, eine Anspannung oder Stress gibt. Er konzentriert sich auf diese Stelle und versucht zu spüren, ob es dort einen Zug oder Druck gibt und in welche Richtung er geht.

3. Nun bittet er einen der Bs, ihn so zu berühren, dass B diesen Druck oder Zug ausübt, und zwar möglichst genauso stark, wie A ihn spürt.

4. Wenn B1 die stimmige Berührung ausübt, kann A spüren, wo jetzt Anspannung, Schwere oder Stress bewusst werden, und B2 bitten, dort Druck ausüben. Dann kann noch B3 eingesetzt werden.

5. Dabei ist es ganz wichtig, dass A seinen „Abnehmern" ganz genaue Anweisungen gibt und so lange korrigiert, bis die Berührung möglichst genau stimmt. Das ist erstaunlicherweise ganz präzise möglich. Sie merken es daran, dass Sie sagen: „Genau, so passt es, lass deine Hand (oder deine Hände) genau so!"

Ein Beispiel-Ablauf: A spürt als Erstes, dass er seine Schultern etwas hochzieht. Er bittet B1 also, seine Oberarme zu umfassen und diese hochzuheben, bis As Schultern genauso hoch gehalten sind, nur dass A diese Anstrengung nicht selbst aufbringen muss. Dann merkt A, dass er seine Knie stark nach hinten durchdrückt. Deswegen bittet er B2, Druck auf seine Kniescheiben auszuüben, bis die Knie durchgedrückt sind, aber ohne dass A es selbst machen muss. Nun merkt A, dass er seinen Kopf etwas nach links kippt, also drückt B3 gegen die rechte Kopfseite, bis der Kopf genauso weit nach links gedrückt wird. Wenn alle Bs platziert sind, halten alle ihre Position für etwa eine Minute, bis dann B3 seinen Druck sehr, sehr langsam verringert, seine Hand dann ebenso langsam ganz ablöst und dann, auch sehr langsam, einen Schritt zurücktritt. Dann löst B2 seine Berührung und dann B1, alle genauso langsam. A hat nun Zeit, nachzuspüren, sich selbst durchzubewegen und den Bs zu erzählen, wie er die Übung erlebt hat und was sich jetzt vielleicht anders anfühlt in seinem Körper.

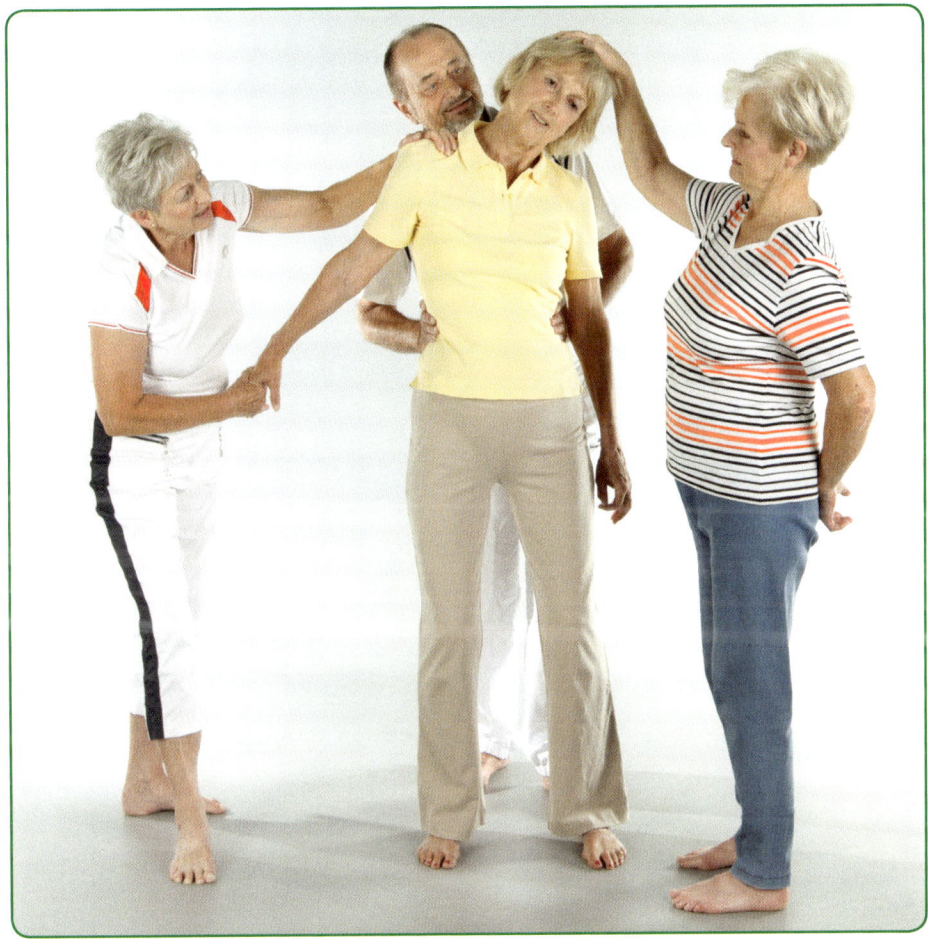

Übung 101: Spannung abgeben

Eine Übungsgruppe dieser Art eignet sich hervorragend dafür, spielerischen, belebenden Kampfgeist zu wecken. Wer seine Selbstdurchsetzungskraft viele Jahre unterdrückt, lässt sein Lebensfeuer nur mit ganz kleiner Flamme leuchten. Diese Übungen erinnern Sie an Ihre Durchsetzungskraft und an Ihr Recht auf Ihren eigenen Willen.

102. Aus dem Kreis ausbrechen

Diese Übung thematisiert, wie wir uns von Bindungen, Verpflichtungen, Höflichkeiten anderen Menschen gegenüber einschränken lassen, obwohl wir mehr Freiraum brauchen.

1. A steht in der Mitte, die anderen Teilnehmer bilden einen Kreis um ihn herum. Sie fassen sich an den Händen.
2. Nun versucht A aus dem Kreis auszubrechen, dabei sind alle Bewegungen erlaubt, aber in Zeitlupe durchzuführen.
3. Die anderen Teilnehmer spüren, wann von A echte Durchsetzungsenergie kommt und sie den Impuls verspüren, A durchzulassen.
4. A sollte letztendlich den Durchbruch schaffen. Die Teilnehmer sorgen dafür, dass die Übung für A mit einem Erfolg endet.
5. Die Teilnehmer geben A anschließend Feedback dazu, wie sie seine Ausbruchsversuche erlebt haben (zaghaft, einfallsreich, zwiespältig, energisch oder ähnlich).
6. Danach wird durchgewechselt.

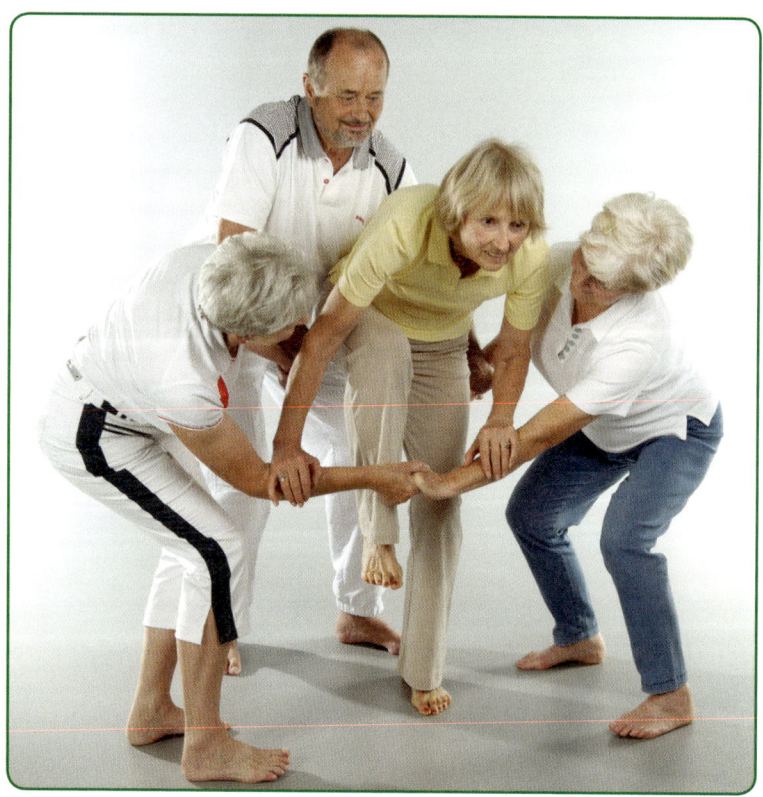

Übung 102: Aus dem Kreis ausbrechen

103. In den Kreis hineinkommen

In dieser Übung geht es darum, selbst aktiv zu werden, um in eine Gruppe hinein-
zugelangen und dazuzugehören.

Der Ablauf entspricht dem der vorigen Übung, nur dass A hier versucht, in den Kreis
hineinzukommen.

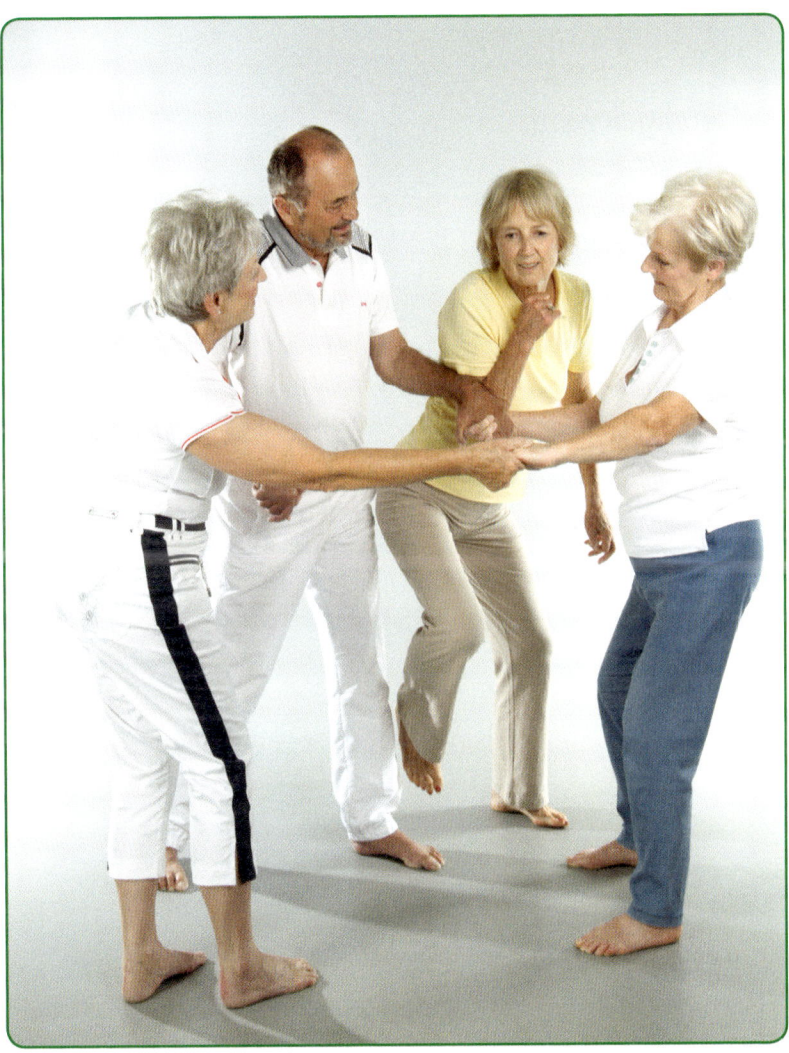

Übung 103: In den Kreis hineinkommen

10.5 Vertrauen entwickeln

In der Gruppe können sehr schön Halt gebende und Vertrauen bildende Übungen durchgeführt werden. Die allermeisten Menschen bringen aus ihrem ersten Lebensjahr Defizite an Halt, Geborgenheit und Kontakt mit, was sich vielfältig einschränkend auswirkt: Selbstwertminderung, Vorschriften zu eng auslegen, Distanz zu anderen Menschen halten, sich dabei aber einsam fühlen, zu hohe Ansprüche an die Mitmenschen stellen und so fort. Durch die folgenden Übungen können manche der „Versorgungslöcher" verkleinert oder ganz gefüllt werden, was dazu beiträgt, ein anderes, besseres Lebensgrundgefühl zu entwickeln.

104. Aufgefangen werden

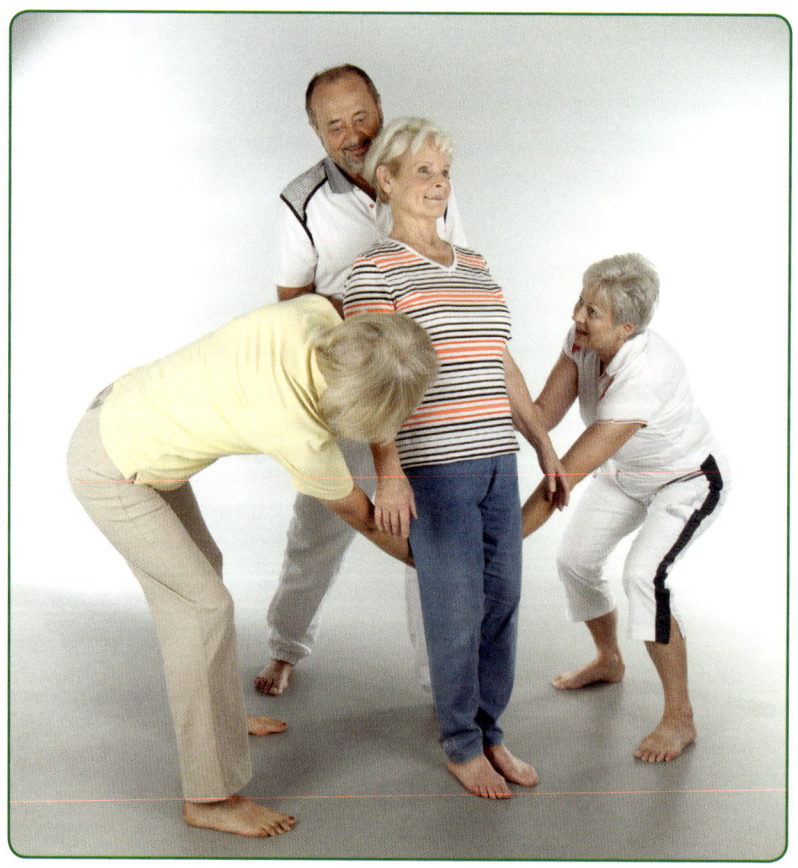

Übung 104: Aufgefangen werden

Auch hier geht es um Vertrauen. Dafür brauchen wir wieder möglichst sieben Teilnehmer.

1. Die Teilnehmer stehen sich in zwei Reihen gegenüber und fassen ihr Gegenüber an den Händen. Ein Teilnehmer, A, steht am Kopfende der „Menschengasse".
2. A stellt sich mit dem Rücken zur Gasse. Die beiden Teilnehmer, die A am nächsten und sich gegenüberstehen, halten ihre Hände auf As Kniehöhe und dicht an die Kniekehlen, das andere Händepaar etwas darüber an die Oberschenkel. Die anderen Teilnehmer halten sich bereit mit ihren verschränkten Händen, die so hoch gehalten werden, dass sie A beim Rückwärtssinken direkt „abholen" können.
3. A lässt sich nun mit geradem Rumpf und geraden Beinen rückwärtssinken und wird von den Teilnehmern aufgefangen. Der Teilnehmer am Kopfende hält den Kopf.
4. So wird A etwa eine Minute gehalten und dann sanft wieder hingestellt.
5. Nach einer kleinen Integrationszeit für A wird durchgewechselt.

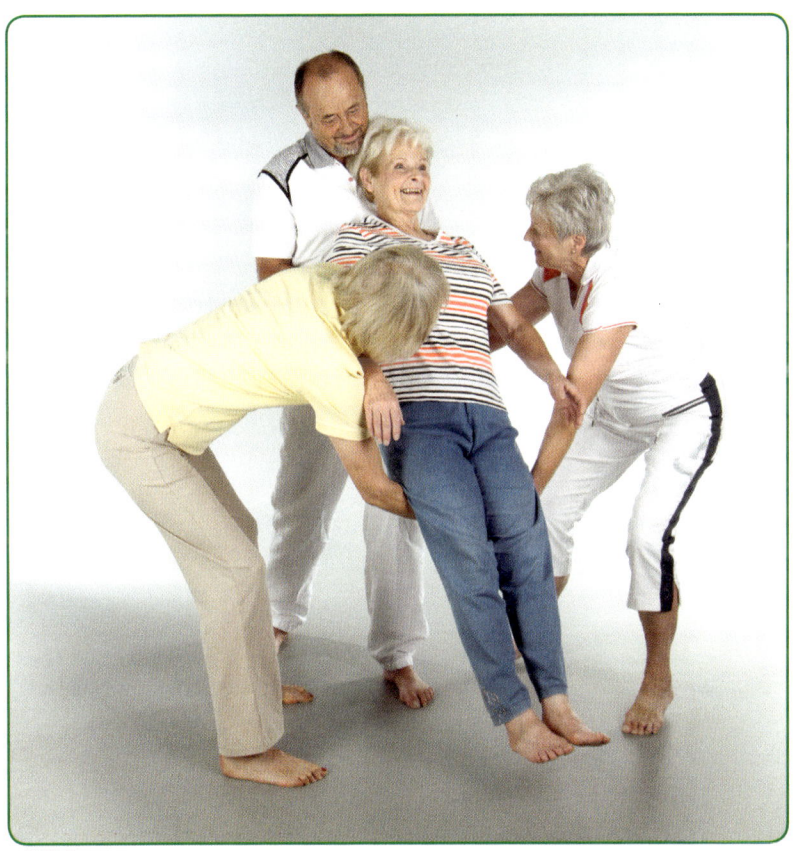

105. Weiterreichen

Diese schöne Vertrauensübung wirkt tief und nachhaltig, muss aber mit sehr viel Sorgfalt durchgeführt werden. Dafür brauchen wir mindestens fünf Teilnehmer, besser sind etwa sieben.

1. A steht in der Mitte, die anderen Teilnehmer in einem engen Kreis (fast Ellbogen an Ellbogen) um A herum und heben die Hände auf Brusthöhe von A. Sie sollten einen guten Stand haben, eventuell ein Bein etwas nach hinten stellen.
2. A stellt seine Füße ganz eng nebeneinander, so, dass die Innenkanten aneinanderliegen. Die Arme werden vor der Brust verschränkt. A macht sich nun ganz steif (Rumpf, Hals und Beine). A kann die Augen schließen oder offen lassen.
3. Alle sagen: „Bereit", wenn sie so weit sind, damit sichergestellt ist, dass alle aufmerksam und präsent sind.
4. Ein Teilnehmer aus dem Kreis schiebt A nun sanft in Richtung eines anderen Teilnehmers. A lässt sich einfach schieben, ohne die Füße vom Boden zu heben.
5. A wird nun herumgereicht wie ein Kreisel, aber in Zeitlupe. Wenn A das Spiel gefällt und er etwas mehr Aufregung möchte, dann kann er auch etwas schneller weitergereicht, diagonal oder zum Gegenüber geschoben werden. Wie viel Tempo das Spiel aufnehmen darf, hängt von den Kräften der Teilnehmer und von As Mut ab. Es muss gewährleistet sein, dass A nicht zwischen zwei Teilnehmern durch eine Lücke fällt und womöglich stürzt.
6. Nach etwa zwei bis drei Minuten wird durchgewechselt.

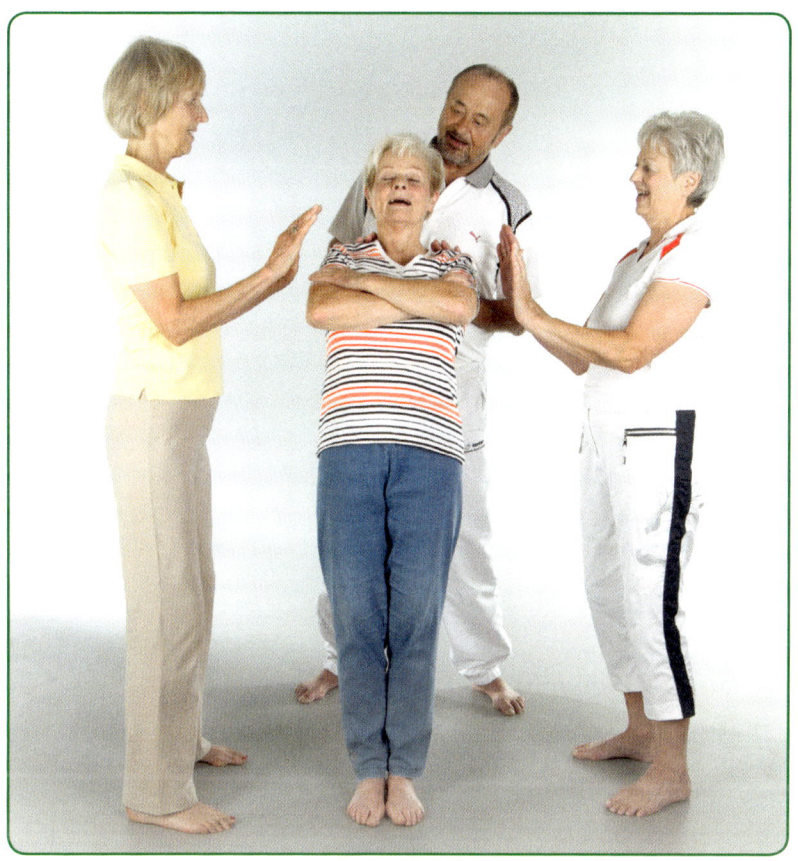

Übung 105: Weiterreichen

106. Hängematte

Bei dieser schönen Übung können Sie sich wieder fühlen wie damals als Baby in der Wiege. Je mehr Teilnehmer hier mitmachen, desto besser.

1. Eine stabile, nicht elastische Decke von üblicher Größe wird einmal längs gefaltet und glatt auf den Boden gelegt.
2. A legt sich in Rückenlage darauf.
3. Die anderen Teilnehmer stellen sich gleichmäßig um die Decke herum. Jeder fasst die Decke am Rand, sodass die Abstände etwa gleich sind.
4. Wenn alle „Bereit" gesagt haben, heben sie gleichmäßig und langsam die Decke an, bis sie aufrecht stehen, sodass A darin liegt wie in einer Hängematte.
5. Wichtig ist, dass alle Hände der Teilnehmer ungefähr auf gleicher Höhe sind.
6. Nun können die Teilnehmer die Decke sanft schwingen, hin und her und auch längs.
7. Nach etwa ein bis zwei Minuten lassen sie die Decke sanft wieder zu Boden sinken.
8. A sollte unbedingt noch einige Momente still liegen bleiben, um das Erlebnis in Ruhe zu verarbeiten.
9. Dann wird durchgewechselt.

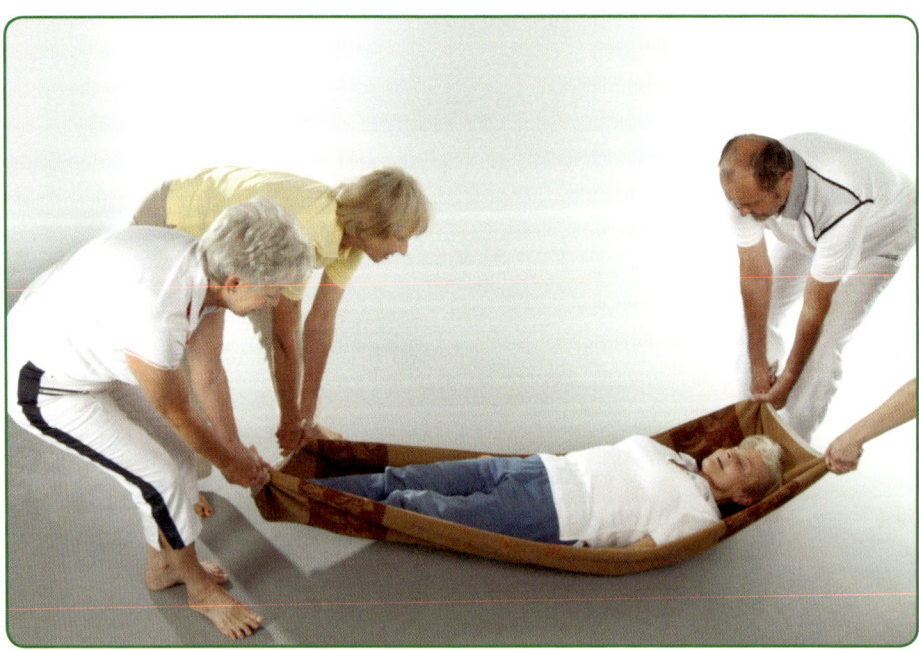

Übung 106: Hängematte

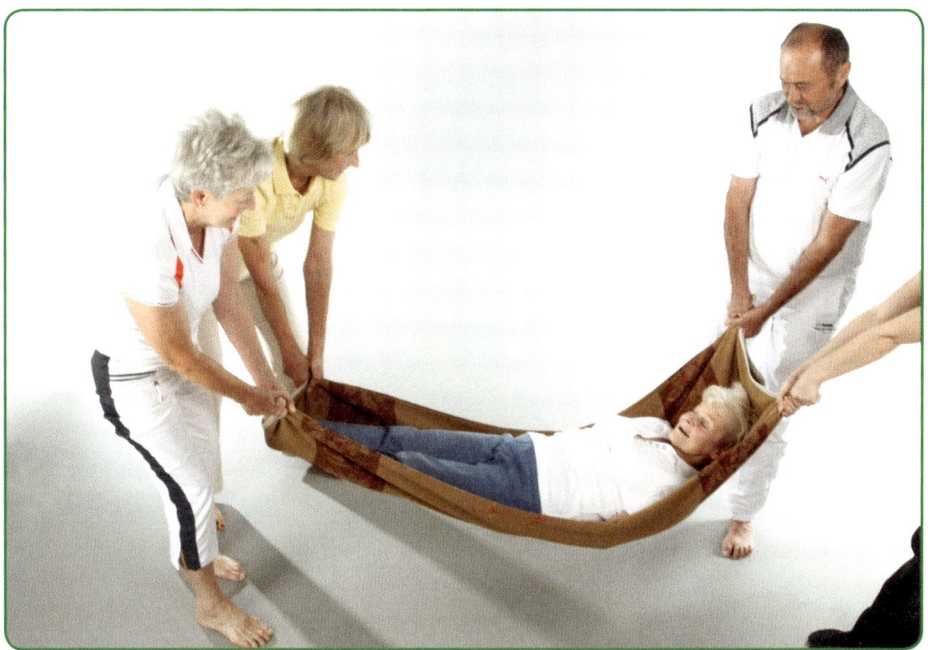

Teil 3

ÜBUNGS-PROGRAMME UND ÜBUNGSSEQUENZEN

Sie können sich selbst ein Übungsprogramm zusammenstellen. Dabei sollten Sie die Übungen, die Sie gern durchführen und von denen Sie profitieren, mindestens für sechs Übungssequenzen hintereinander im Programm belassen und dann jeweils eine Übung gegen eine andere austauschen. Übungen, denen Sie sich nicht gewachsen fühlen, lassen Sie weg. Und Übungen, die Sie durchführen können und die Ihnen auch sinnvoll erscheinen, die Sie jedoch als unbequem oder sehr anfordernd empfinden, können Sie entweder verkürzt oder sehr langsam durchführen oder Sie lassen sie nur in etwa drei Übungssequenzen im Programm und tauschen sie dann aus. Auf diese Weise kommen fast alle Übungen früher oder später in Ihrem Programm vor.

11. | Empfehlungen für Übungsprogramme

Sie können auch auf die Anregungen in den folgenden Übungsprogrammen zurückgreifen. Jedes Programm gibt es in der Variante für die Einzeldurchführung, für die Durchführung mit einem Partner und in der Variante für die Gruppe. Dabei werden natürlich auch die Einzelübungen in das Partnerprogramm und die Einzel- und Partnerübungen in das Gruppenprogramm aufgenommen.

11.1 Kleines Morgenprogramm zur Erhaltung der Kräfte

Damit die Lebenskraft möglichst lange erhalten bleibt, sind Erdungsübungen gut geeignet. So kann immer wieder neue Kraft vom Boden geholt werden, die dann durch den Körper pulsiert.

Variante 1: Einzelprogramm

4. Durchbewegen
5. Die Grundstellung oder Orientierungsstellung
10. Gewicht verlagern
20. Die Wand verschieben
16. Die Gewichts-Uhr

Integration (immer zum Schluss):
63. Schlafstellung
64. Vergleich im Stehen
65. Vergleich im Gehen

Variante 2: Partnerprogramm

Zusätzlich zu Variante 1:
78. Der römische Gruß
68. Rücken an Rücken im Stehen und Sitzen
70. Einer trage des anderen Last

Variante 3: Gruppenprogramm

Zusätzlich zu Variante 2:
100. Wünsch dir was

11.2 Großes Morgenprogramm zur Pflege der Vitalität

Um die Vitalität zu pflegen, sind Beweglichkeit, Begegnung und Berührung wichtig.

Variante 1: Einzelprogramm

 1. Tanzen
 4. Durchbewegen
11. Die Fußschaukel
19. Schmetterlingsbeine
22. Traubenpflücken
33. Beinschwingen
32. Armschwingen
38. Pflug

Integration (immer zum Schluss):
62. Gebetsstellung
64. Vergleich im Stehen
65. Vergleich im Gehen

Variante 2: Partnerprogramm

Zusätzlich zu Variante 1:
69. Vertrauensvoller Halt
74. Gespräch der Hände
79. Seitwärtsschieben
80. Vorwärtsschieben
82. Beklopfen

Variante 3: Gruppenprogramm

Zusätzlich zu Variante 2:
92. Tanzimprovisation
97. Die Affen
99. Fliegen

11.3 Vitalisieren bei allgemeiner Müdigkeit und Erschöpfung

Erschöpfung tritt auf, wenn ein innerer Zustand zu lange beibehalten wird und andere Bedürfnisse zu lange darauf warten, erfüllt zu werden. Wer also lernt, zwischen Entspannung und Anregung zu wechseln und nicht in einer chronischen Anspannung zu bleiben, kann sich über gute Regenerationsmöglichkeiten freuen.

Variante 1: Einzelprogramm

  1. Tanzen
  3. Schütteln
11. Die Fußschaukel
12. Fußyoga
28. Rückwärtsdehnen der Schultern
49. Walisch sprechen
50. Weg da!
59. Das Fußgebet

Integration (immer zum Schluss):
62. Gebetsstellung
64. Vergleich im Stehen
65. Vergleich im Gehen

Variante 2: Partnerprogramm

Zusätzlich zu Variante 1:
68. Rücken an Rücken im Stehen und Sitzen
83. Indische Schwammmassage
89. Zum Schwingen bringen
91. Wunschbewegungen

Variante 3: Gruppenprogramm

Zusätzlich zu Variante 2:
  95. Heiße Kartoffel
  99. Fliegen
106. Hängematte

11.4 Neuer Mut bei Lustlosigkeit und depressiver Verstimmung

Enttäuschungen, nicht erfüllte Illusionen und Hoffnungen sowie altgewohnte einschränkende Glaubenssätze und Lebenshaltungen lassen die Lebensfreude nach und nach kleiner werden. Da hilft es, sich von alten Hoffnungen zu lösen und sich dem zuzuwenden, was im Hier und Jetzt möglich ist. Das schmerzt zuweilen, bringt jedoch das Interesse an der momentanen Realität und ihren Möglichkeiten zurück.

Variante 1: Einzelprogramm

2. Springen
3. Schütteln
4. Durchbewegen
9. Der Lift
15. Der Strandspaziergang
18. Umarme den Ball
27. Die komplette Qualle im Stehen
44. Das brummende Kamel
46. Leise – Laut – Leise
47. Tief – Hoch – Tief
58. Bauchmassage
52. Schnellentladung über die Arme
60. Die tröstliche Umarmung

Integration (immer zum Schluss):
64. Vergleich im Stehen
65. Vergleich im Gehen

Variante 2: Partnerprogramm

Zusätzlich zu Variante 1:
71. Autofahren
75. Gespräch der Füße
88. Zum Schweben bringen

Variante 3: Gruppenprogramm

Zusätzlich zu Variante 2:
93. Du bist ...!
98. Gefühle ausdrücken und verstanden werden

11.5 Körperspaziergänge bei Symptomen und Erkrankungen

Die bisher veröffentlichten Studien aus dem medizinischen Forschungsbereich der Psychoneuroimmunologie zeigen, dass Erkrankungen, Nervensystem, Immunsystem und die Psyche auf das Engste miteinander verzahnt sind.

Daher lohnt es sich, wenn Sie Ihre Selbstheilungskräfte gezielt unterstützen.

Variante 1: Einzelprogramm

Etwa drei Übungen der Übungen 21 bis 39 aus der Beweglichkeitsserie, davon zwei, die Ihnen leichtfallen und die Sie gern durchführen, und eine, die Ihnen eher schwerfällt, diese nur kurz oder in einer leichten Version.
61. Ressource und Problem, sehr ausführlich (etwa 15 Minuten) und etwa jeden zweiten Tag.

Integration (immer zum Schluss):
64. Vergleich im Stehen
65. Vergleich im Gehen

Variante 2: Partnerprogramm

Zusätzlich zu Variante 1:
72. Vertrauensspaziergang
76. Gespräch ohne Worte
81. Ausstreichen
85. Lausen
88. Zum Schweben bringen

Variante 3: Gruppenprogramm

Zusätzlich zu Variante 2:
Alle Übungen, also 96, 97 und 98 aus der Serie „Einander wahrnehmen"
  99. Fliegen, auch im Stehen oder Sitzen
106. Hängematte

11.6 Wieder geschmeidig werden bei Versteifung

Wer langsam über die Jahre unbeweglicher und steifer geworden ist, wird sehr von den folgenden Übungen profitieren. Allerdings sollten Sie ganz besonders auf Ihre gegenwärtigen Grenzen achten und sich Zeit lassen, wenn Sie sie erweitern. Wenn bei Ihnen eine entzündliche oder schmerzhafte Erkrankung des Bewegungsapparates vorliegt, also Rheuma, Muskelrheuma, Arthritis oder Fibromyalgie, empfehle ich Ihnen, die Übungen nur sehr moderat innerhalb Ihrer Wohlfühlzone durchzuführen.

Variante 1: Einzelprogramm

1. Tanzen
4. Durchbewegen
6. Die Betonung des Ausatmens
19. Schmetterlingsbeine
Etwa vier Übungen aus der Beweglichkeitsserie (Übungen 21 bis 39) nach Vorliebe.

Integration (immer zum Schluss):
62. Gebetsstellung
63. Schlafstellung
64. Vergleich im Stehen
65. Vergleich im Gehen

Variante 2: Partnerprogramm

Zusätzlich zu Variante 1:
Zwei bis drei Übungen aus der Serie „Emotionen ausdrücken" (Übungen 50 bis 54).

Variante 3: Gruppenprogramm

Zusätzlich zu Variante 2:
73. Hände spiegeln
86. Arme schwenken
87. Beine schwenken

11.7 Kontakt aufnehmen: Spielerische Übungen gegen die Einsamkeit

Einsamkeit kann mehrere Hintergründe haben: Oft ist es eine Resignation darüber, dass die eigenen Strategien nicht ausreichen, um bereichernde und kontinuierliche Kontakte zu gestalten (zum Beispiel, weil man schüchtern oder gehemmt ist). Manchmal ist es die nicht überwundene Trauer über nahe Bezugspersonen, die nicht mehr erreichbar sind (wenn zum Beispiel der Ehepartner oder alte Freunde gestorben oder die erwachsenen Kinder weit weggezogen sind). Und manchen einsamen Menschen stehen ihre Ansprüche im Weg, die sie an neue Bekanntschaften stellen: Sie sind sehr wählerisch und schnell mit Urteilen bei der Hand, ohne die andere Person erst einmal kennenzulernen. Daher lohnt es sich, zunächst einmal den Kontakt zu sich selbst zu verbessern und zu vertiefen und dann zuversichtlich und freundlich gestimmt auf die Welt zuzugehen.

Variante 1: Einzelprogramm

  8. Grätsche im Stehen
14. Der Fuß-Erkundungsgang
38. Kopf oben auf dem schrägen Brett
55. Ausstreichen
60. Die tröstliche Umarmung
61. Ressource und Problem

Integration (immer zum Schluss):
62. Gebetsstellung
64. Vergleich im Stehen
65. Vergleich im Gehen

Variante 2: Partnerprogramm

Zusätzlich zu Variante 1:
66. Distanzräume erkunden
72. Vertrauensspaziergang
76. Gespräch ohne Worte
84. Kopfmassage im Sitzen

Variante 3: Gruppenprogramm

Zusätzlich zu Variante 2:
  96. Ich bin dein Schatten
103. In den Kreis hineinkommen
106. Hängematte

11.8 Das kreative innere Spielkind hervorlocken

Die Wahrnehmung und das Ausleben unserer spielerischen und schöpferischen Impulse machen unser Leben farbig, reich und lohnend. Leider sind diese lebendigen Impulse oft schon seit der Schulzeit unterdrückt und zensiert, also mit Druck und Leistung verknüpft. Diese Verknüpfung gilt es zu trennen, damit Spiel und Kreativität wieder frei werden, einfach Spaß machen und Freude bringen. Besorgen Sie sich ein gutes Buch mit Anregungen dazu.[11] Mit Selbstwahrnehmungs- und Ausdrucksübungen können Sie die Freisetzung Ihrer Kreativität bestens unterstützen.

Variante 1: Einzelprogramm

  1. Tanzen
  2. Springen
  7. Die komplette Atemsequenz
13. Der Elefant
28. Rückwärtsdehnen der Schultern
29. Beckenkreisen in Zeitlupe
30. Grätsche im Sitzen
Die Übungen 40 bis 43 aus der Übungsserie auf dem schrägen Brett.

Integration (immer zum Schluss):
62. Gebetsstellung
63. Schlafstellung
64. Vergleich im Stehen
65. Vergleich im Gehen

---

11 Beispielsweise Luther, Gründonner und Alderson: Königsweg Kreativität. Junfermann Verlag 1998.

Variante 2: Partnerprogramm

Zusätzlich zu Variante 1:
67. Mein Freiraum
71. Autofahren
76. Gespräch ohne Worte
85. Lausen
86. Arme schwenken

Variante 3: Gruppenprogramm

Zusätzlich zu Variante 2:
92. Tanzimprovisation
97. Die Affen
98. Gefühle ausdrücken und verstanden werden

11.9 So nicht! Übungen zur Abgrenzung, Selbstbewahrung und Selbstdurchsetzung

Gerade die „braven" Menschen, die sich darum bemühen, Tugenden zu verkörpern wie Höflichkeit, Selbstlosigkeit, Freundlichkeit, Hilfsbereitschaft, für andere da sein, keine eigenen Ansprüche anmelden und vertreten, werden gern ausgenutzt, fallen gelassen und stoßen leider oft auf Gleichgültigkeit oder Skrupellosigkeit. Das wiederum kann müde, verdrossen, ratlos, irritiert, einsam und mutlos machen. Dabei macht es Spaß und fühlt sich sehr belebend an, wenn die eigene Durchsetzungskraft im passenden Rahmen geübt und trainiert wird. Nach einiger Zeit ändert sich dadurch Ihre Ausstrahlung: Sie kennen nun auch Ihre Kraft und können Ihre Grenzen vertreten. Und solche Menschen können es sich leisten, offen auf andere zuzugehen. Das macht Sie zu einer angenehmen Person, denn die anderen wissen einfach, woran sie mit Ihnen sind.

Variante 1: Einzelprogramm

1. Tanzen
2. Springen
5. Die Grundstellung oder Orientierungsstellung
8. Grätsche im Stehen
17. Erdung in der Luft

19. Schmetterlingsbeine
35. Rennpferd
39. Rückwärtspflug
40. Kopf oben auf dem schrägen Brett
42. Kopf unten auf dem schrägen Brett
44. Das brummende Kamel
50. Weg da!
51. Keine Ahnung!
53. Schlagen mit der Schwimmnudel
54. Treten

Integration (immer zum Schluss):
62. Gebetsstellung
64. Vergleich im Stehen
65. Vergleich im Gehen

Variante 2: Partnerprogramm

Zusätzlich zu Variante 1:
67. Mein Freiraum
75. Gespräch der Füße
77. Partner-Ausdruckssätze
78. Der römische Gruß
79. Seitwärtsschieben
80. Vorwärtsschieben

Variante 3: Gruppenprogramm

Zusätzlich zu Variante 2:
102. Aus dem Kreis ausbrechen

11.10 Erfolgreich um Hilfe bitten

Wer im Alter die Fähigkeit entwickelt hat, mit Selbstverständlichkeit und Charme um Hilfe zu bitten und wertschätzend zu danken, hat es natürlich gut. Zusätzlich zu den passenden Übungen können Sie im Rollenspiel mit einem Partner oder in einer Gruppe üben, wie Sie so um Hilfe bitten, dass der andere diese gern gewährt, und sich so zu bedanken, dass auch Ihre nächste Bitte gern erfüllt wird. Probieren Sie es aus, geben Sie einander detaillierte Rückmeldungen! Eine wunderbare Hilfe dabei ist die Gewaltfreie Kommunikation nach Marshall B. Rosenberg.[12]

Variante 1: Einzelprogramm

  4. Durchbewegen
  7. Die komplette Atemsequenz
18. Umarme den Ball
31. Ausfallschritt
Die Übungen 44 bis 48 aus der Stimme-Serie.

Integration (immer zum Schluss):
62. Gebetsstellung
64. Vergleich im Stehen
65. Vergleich im Gehen

Variante 2: Partnerprogramm

Zusätzlich zu Variante 1:
68. Rücken an Rücken im Stehen und Sitzen
77. Partner-Ausdruckssätze mit den Textkombinationen „Bitte! – Mal sehen!" und „Ich brauche dich – Ich kann jetzt nicht" und Ähnlichen.
90. Wunschberührung
91. Wunschbewegungen

---

12 Lasater, Lasater: Weil Worte wirken. Gewaltfreie Kommunikation praktisch anwenden. Junfermann Verlag 2011.

Variante 3: Gruppenprogramm

Zusätzlich zu Variante 2:
100. Wünsch dir was
101. Spannung abgeben

Nun folgen noch einige Übungsvorschläge zu Themen, die ältere Menschen häufig beschäftigen.

11.11 An was es sich lohnt zu denken: Der Körper als Erinnerungshilfe

In Teil I im Abschnitt „Der Körper als Gedächtnisspeicher und Denk-Instrument" finden Sie schon ein Beispiel dafür, wie Sie mit Körperankern als Merkhilfe Ihre verschiedenen Erinnerungsspeicher nutzen können. Übrigens ist Vergesslichkeit, soweit sie nicht anatomisch verursacht ist, also durch Hirnschäden, auch sehr aufschlussreich in Bezug auf das, was vergessen und was gemerkt wird. Im Alter verwalten die Erinnerungsspeicher so viele Informationen, dass Neues viel mehr auf Relevanz, also Wichtigkeit geprüft wird als in den jungen und mittleren Lebensphasen; was unerheblich ist, wird herausgefiltert.

Sie können jederzeit beschließen herauszufinden, was Ihrer Innenverwaltung als wichtig erscheint und was nicht, indem Sie einige Tage lang genau notieren, was Sie behalten und aus welchen Lebensbereichen Sie die Einzelheiten schnell wieder vergessen. Dann können Sie einen inneren Dialog darüber führen (den Sie natürlich auch aufschreiben können), welche Ihrer inneren Abteilungen sich vielleicht von einem Überangebot an Informationen schon übersättigt fühlen und welche Abteilungen dagegen einen Informationsbedarf haben.

Ein Beispiel: Wer nach fünf Minuten nicht mehr sagen kann, was eigentlich kurz vorher in den Nachrichten kam, hat vielleicht eine sensible Seite in sich, die mehr als genug von Katastrophen, Kriegen, Unglücksfällen und Verbrechen gehört hat. Sie will schnell wieder vergessen, was nun wieder dazukam; sie wirft diese zusätzlichen Informationen gezielt aus dem Gedächtnisspeicher. Eine andere Seite dieser Person hat vielleicht das Bedürfnis, immer auf dem Laufenden zu sein, und leidet unter der Gedächtnislücke.

Ein anderes Beispiel: Frau Röder ist bei ihrem Sohn und ihrer Schwiegertochter zum Essen eingeladen. Sie will losfahren, findet jedoch ihren Autoschlüssel nicht. Sie sucht lange danach und sagt schließlich ab; es würde sich nun nicht mehr lohnen, noch hinzufahren. Am nächsten Morgen sieht sie ihren Schlüssel wieder: Er liegt neben der Butter im Kühlschrank. Als sie sich genauer damit beschäftigt, was in ihr abgelaufen ist, gesteht sie sich ein, dass sie ihre Schwiegertochter nicht mag. Sie erzieht die Kinder falsch, redet aber so viel, dass Frau Röder gar nicht dazu kommt, ihre Kritik zu äußern. Da sie das schlecht aushält, hat ein Teil von ihr beschlossen, die Situation einfach zu meiden, und zwar durch „Schlüsselentzug". Die andere Abteilung wollte natürlich höflich sein und hat daher die Einladung angenommen. Sie hegt auch immer noch eine kleine Hoffnung, ihrer Schwiegertochter einmal so richtig die Meinung zu sagen.

Frau Röder fällt, als sie den Schlüssel sieht, sogar noch ein, wie sie ihn neben die Butter gelegt und sich kurz darüber gewundert hat, bevor sie den Kühlschrank energisch schloss.

11.12 Geduld, Geduld: Übungen, um ein beliebter Gesprächspartner zu werden

Im Alter ist Einsamkeit oft ein großes Problem. Was ein wenig verwundert, da es ja so viele einsame alte Menschen gibt. Da fragt sich ein Beobachter, warum sich alte Menschen nicht in einem viel größeren Ausmaß zusammentun, sich organisieren, sich austauschen, etwas miteinander unternehmen. Und nicht nur das: Menschen, die Zeit haben, zuhören können und Verständnis zeigen, haben in unserer Gesellschaft Seltenheitswert und könnten für andere Menschen aller Altersklassen eine echte und wichtige Bereicherung sein. Und bekämen, wenn sie es etwas geschickt anstellen, auch Interesse, Kontakt und Austausch zurück.

Die Ursache für dieses Phänomen scheint zu sein, dass viele Menschen der Jahrgänge bis etwa 1950 vom Zeitgeist ihrer Kindheit und der kollektiven Geschichte wie auch ihrer persönlichen Lebensgeschichte in ihrer Art, zwischenmenschliche Kontakte zu gestalten, entscheidend geprägt wurden. Dadurch sind sie eher innerlich isoliert und kennen nicht genug Vorgehensweisen, mit denen sie selbstbewusst und offen auf fremde Menschen zugehen und den Kontakt dann so steuern können, dass er wirklich bereichernd für alle Beteiligten wird. Kein Wunder übrigens, so viel anders ist es auch heute noch nicht. Das Fach „Kommunikation" wird nach wie vor nicht in den Schulen gelehrt – sehr schade!

Zum Glück gibt es eine gute Möglichkeit, die allerdings ein wenig geübt werden muss. Wenn Sie zunächst eine wertschätzende oder wahrnehmende Bemerkung machen, also ein wenig in Vorleistung gehen, stellen Sie erst einmal eine angenehme Verbindung her, in der der andere sich angenommen spürt und wohlfühlt. Hören Sie ihm ein wenig zu, stellen Sie die eine oder andere Frage, die sich auf das bezieht, was er von sich erzählt (also zum Beispiel: „Das klingt, als ob es sehr anstrengend war. Konnten Sie sich denn anschließend erholen?"). Wenn der Redestrom des anderen anfängt, Lücken aufzuweisen, ist das ein Zeichen dafür, dass er das Wichtigste erzählt hat und jetzt wahrscheinlich bereit ist, wiederum Ihnen zuzuhören. Auf diese Weise entsteht dann ein Austausch, der beiden Beteiligten guttut und den sie auch gern wieder aufnehmen. Mehr zu dem Thema finden Sie in den Büchern zur Gewaltfreien Kommunikation.[13]

11.13 Die eigene Weisheit weitergeben: Ratschläge? Ja bitte, aber richtig!

Für viele ältere und alte Menschen ist es ein echtes Anliegen, ihre Erkenntnisse und Lebenserfahrungen weiterzugeben, so lange sie leben und vielleicht auch dauerhafter, als Nachlass. Trifft das Zweite auf Sie zu, könnten Sie zum Beispiel Ihre Biografie schreiben oder in Form von Gedichten oder Geschichten, Theaterstücken oder Drehbüchern zu Papier bringen. Um das Fließen Ihrer Kreativität anzuregen oder neu zu entdecken, können Sie das entsprechende Übungsprogramm auf Seite 205 nutzen.

Wenn Sie gern in Ihrem nahen oder auch weiteren Umfeld wirken möchten, vielleicht auch ganz konkreten Bedarf sehen, dann können Sie sich näher informieren, was genau gebraucht wird, und dann als Mentor tätig werden, zum Beispiel in Kindertagesstätten, als Leihoma oder -opa, in Schulen, in Firmen, in Non-Profit-Unternehmen. Ihre Ratschläge und Kenntnisse haben eine größere Chance, gern angenommen, ernst genommen und umgesetzt zu werden, wenn Sie einige Grundsätze des Ratgebens beherzigen und sie vielleicht auch mit einem Übungspartner einige Male anwenden, bis Sie sich damit sicher fühlen.

1. Grundsatz: Wertschätzen Sie zunächst sowohl innerlich als auch ausdrücklich die Situation, wie Sie sie vorfinden. Es ist das Beste, was den Beteiligten bisher möglich war.

2. Grundsatz: Verschaffen Sie sich zunächst einen möglichst genauen Eindruck davon, was eigentlich gebraucht wird, wie also das Problem oder der Bedarf genau aussieht. Fragen Sie dafür auch einfühlsam nach, indem Sie Ihren Eindruck schildern und fragen, ob Sie das Problem richtig verstanden haben.

---

13 Beispielsweise in Lasater, Lasater: Weil Worte wirken: Gewaltfreie Kommunikation praktisch anwenden. Junfermann Verlag 2011.

3. Grundsatz: Geben Sie Informationen oder Ratschläge nach dem Motto weiter: „Ich helfe dir, es selbst zu tun", also so, dass der andere oder die anderen daraus ableiten und lernen können, wie sie solche und ähnliche Aufgabenstellungen zukünftig lösen können.

4. Grundsatz: Machen Sie Angebote, keine Vorschriften! Meistens können Sie nicht wissen, wie Ihr Ratschlag in die Gesamtsituation des anderen passt, sodass es auch schon guter Erfolg sein kann, wenn der andere etwa sagt: „So, wie Sie es vorschlagen, kann ich es nicht machen – aber mir fällt gerade ein, ich könnte ja dieses oder jenes ausprobieren!" Dann haben Sie Lösungen inspiriert, was wiederum dem 3. Grundsatz gerecht wird. Und das ist sehr viel wert!

5. Grundsatz: Vermeiden Sie, ein Gefälle zu errichten oder entstehen zu lassen („Ich bin wissend und du nicht"). Denn in einer guten Beratung arbeiten beide (beziehungsweise alle Beteiligten) miteinander, sie „halten Rat zusammen".

Die vier folgenden Körpermeditationen haben die gleiche Struktur, jedoch wird die Aufmerksamkeit auf jeweils ein bestimmtes Thema gelenkt. Die Grundhaltung ist ebenfalls immer die gleiche: Setzen Sie sich bequem, sodass Ihr Rücken und Ihr Hinterkopf angelehnt sind. Die Hände und Unterarme sollten locker auf den Lehnen oder den Oberschenkeln liegen. Schließen Sie die Augen oder schauen Sie schräg nach unten vor sich hin. Die Beine können Sie hochlegen oder die Füße mit etwas Abstand zueinander fest auf den Boden stellen. Direkt nach der Meditation können Sie sich auch Notizen machen, daher ist es nützlich, wenn Sie Stift und Papier in Reichweite legen. Das Besondere an diesen Meditationen ist, dass Sie nicht nur Ihr Denken befragen, sondern Ihr Gesamtselbst, und so Antworten bekommen, die Sie manchmal überraschen, manchmal in Ihrer Vermutung bestätigen werden, die jedoch immer dazu beitragen, dass Sie sich selbst besser, tiefer und umfassender verstehen und sich mit sich selbst sicherer fühlen können. Versuchen Sie, nicht zu sortieren, ob eine Antwort falsch, richtig, vollständig oder unbequem ist. Zunächst wollen Sie nur Antworten, damit arbeiten können Sie anschließend.

Auswertung: Wenn Sie eine Meditation beendet haben, dann geben Sie sich einige Tage Zeit, in der Sie Ihre Notizen nur liegen lassen und Ihrer Seele die Gelegenheit geben, die Antworten zu verarbeiten. Dann, wenn es sich stimmig anfühlt (was nach drei, aber auch nach 14 Tagen sein kann), nehmen Sie sich Ihre Notizen noch einmal vor und prüfen, was Sie davon übernehmen und was Sie verwerfen möchten. Dann überlegen Sie, wie Sie die Aufgaben, die sich zeigen, angehen können.

Wenn Sie nicht weiterwissen, können Sie jederzeit wieder Ihren Körper befragen, indem Sie mit einer positiven Frage anfangen und dann zu dem gehen, was noch fehlt, und wie Sie das bekommen können.

11.14 Körpermeditation für die Lebensbilanz

1. Stellen Sie sich die Frage: „Was habe ich in meinem Leben erreicht?" und schicken Sie sie mit dem Einatmen in Ihren Körper.
2. Bei jedem Ausatmen öffnen Sie sich ganz für die Antwort, wie sie von unten aufsteigt.
3. Spüren Sie, welche Körperbereiche Ihnen bewusst werden: Vielleicht merken Sie, wie Ihr Herz schlägt oder wie Ihr Bauch warm wird.
4. Fragen Sie nun den Körperbereich, der am deutlichsten reagiert: „Womit bin ich, bezogen auf mein Leben, zufrieden?"
   Atmen Sie einfach weiter und nehmen Sie die Antwort so, wie sie von unten in Ihr Bewusstsein steigt. Spüren Sie auch, was sich eventuell in Ihrem Körper oder in Ihrer Stimmung ändert (zum Beispiel könnten Sie merken, dass Sie ruhiger werden und Ihre Stimmung sich aufheitert).
5. Dann schicken Sie, wiederum mit dem Einatmen, die Frage in Ihren Körper: „Was ist noch zu erledigen oder noch abzuschließen?" Nehmen Sie die Antwort wieder mit dem Ausatmen entgegen. Spüren Sie, welche Körperregion wie reagiert und was sie Ihnen ins Bewusstsein schickt.
6. Als letzte Frage schicken Sie: „Wie kann ich das am besten machen? Worauf sollte ich achten?" und gehen vor wie bisher.
7. Dann, noch mit geschlossenen Augen, bedanken Sie sich bei Ihrer Körperseele, öffnen langsam die Augen, reorientieren sich, indem Sie sich umschauen und sich durchbewegen.
8. Nun notieren Sie die Antworten, die Sie bekommen haben, und spüren noch ein wenig nach, wie es Ihnen damit geht.

11.15 Körpermeditation für noch offene Lebenswünsche

1. Stellen Sie sich die Frage: „Welche meiner tiefen Lebenswünsche haben sich erfüllt?" und schicken Sie sie mit dem Einatmen in Ihren Körper.
2. Bei jedem Ausatmen öffnen Sie sich ganz für die Antwort, wie sie von unten aufsteigt.
3. Spüren Sie, welche Körperbereiche Ihnen bewusst werden: Vielleicht merken Sie, wie Ihr Herz schlägt oder wie Ihr Bauch warm wird.
4. Fragen Sie nun den Körperbereich, der am deutlichsten reagiert: „Was bedeutet es mir, diese Wünsche erfüllt zu haben?" Atmen Sie einfach weiter und nehmen Sie die Antwort so, wie sie von unten in Ihr Bewusstsein steigt. Spüren Sie auch, was sich eventuell in Ihrem Körper oder in Ihrer Stimmung ändert (zum Beispiel könnten Sie merken, dass Sie ruhiger werden und Ihre Stimmung sich aufheitert).

5. Dann schicken Sie, wiederum mit dem Einatmen, die Frage in Ihren Körper: „Welche wichtigen Wünsche sind noch nicht erfüllt?" Nehmen Sie die Antwort wieder mit dem Ausatmen entgegen. Spüren Sie, welche Körperregion wie reagiert und was sie Ihnen ins Bewusstsein schickt.

6. Als letzte Frage schicken Sie: „Wie kann ich das am besten machen? Worauf sollte ich achten?" und gehen vor wie bisher.

7. Dann, noch mit geschlossenen Augen, bedanken Sie sich bei Ihrer Körperseele, öffnen langsam die Augen, reorientieren sich, indem Sie sich umschauen und sich durchbewegen.

8. Nun notieren Sie die Antworten, die Sie bekommen haben, und spüren noch ein wenig nach, wie es Ihnen damit geht.

11.16 Körpermeditation für Lebenssinn und spirituelle Öffnung

1. Stellen Sie sich die Frage: „Welchen tieferen Sinn hat mein Leben?" und schicken Sie sie mit dem Einatmen in Ihren Körper.

2. Bei jedem Ausatmen öffnen Sie sich ganz für die Antwort, wie sie von unten aufsteigt.

3. Spüren Sie, welche Körperbereiche Ihnen bewusst werden: Vielleicht merken Sie, wie Ihr Herz schlägt oder wie Ihr Bauch warm wird.

4. Fragen Sie nun den Körperbereich, der am deutlichsten reagiert: „Was habe ich anderen Menschen gegeben, und wem? Was von mir wird weiterwirken?" Atmen Sie einfach weiter und nehmen Sie die Antwort so, wie sie von unten in Ihr Bewusstsein steigt. Spüren Sie auch, was sich eventuell in Ihrem Körper oder in Ihrer Stimmung ändert (zum Beispiel könnten Sie merken, dass Sie ruhiger werden und Ihre Stimmung sich aufheitert).

5. Dann schicken Sie, wiederum mit dem Einatmen, die Frage in Ihren Körper: „Was kann ich noch tun oder ändern, damit sich der Sinn meines Lebens erfüllt?" Nehmen Sie die Antwort wieder mit dem Ausatmen entgegen. Spüren Sie, welche Körperregion wie reagiert und was sie Ihnen ins Bewusstsein schickt.

6. Als letzte Frage schicken Sie: „Wie kann ich das am besten machen? Worauf sollte ich achten?" und gehen vor wie bisher.

7. Dann, noch mit geschlossenen Augen, bedanken Sie sich bei ihrer Körperseele, öffnen langsam die Augen, reorientieren sich, indem Sie sich umschauen und sich durchbewegen.

8. Nun notieren Sie die Antworten, die Sie bekommen haben, und spüren noch ein wenig nach, wie es Ihnen damit geht.

11.17 Körpermeditation für die Beschäftigung mit dem Sterben und dem Jenseits

1. Stellen Sie sich die Frage: „Wie werde ich meinen Tod erleben?" und schicken Sie sie mit dem Einatmen in Ihren Körper.

2. Bei jedem Ausatmen öffnen Sie sich ganz für die Antwort, wie sie von unten aufsteigt.

3. Spüren Sie, welche Körperbereiche Ihnen bewusst werden: Vielleicht merken Sie, wie Ihr Herz schlägt oder wie Ihr Bauch warm wird.

4. Fragen Sie nun den Körperbereich, der am deutlichsten reagiert: „Was erwarte ich, nach meinem Tod zu erleben?"
   Atmen Sie einfach weiter und nehmen Sie die Antwort so, wie sie von unten in Ihr Bewusstsein steigt. Spüren Sie auch, was sich eventuell in Ihrem Körper oder in Ihrer Stimmung ändert (zum Beispiel könnten Sie merken, dass Sie ruhiger werden und Ihre Stimmung sich aufheitert).

5. Dann schicken Sie, wiederum mit dem Einatmen, die Frage in Ihren Körper: „Was kann ich dazu beitragen, um mein Sterben und meine Erfahrung des Jenseits jetzt im besten Sinn zu unterstützen?" Nehmen Sie die Antwort wieder mit dem Ausatmen entgegen. Spüren Sie, welche Körperregion wie reagiert und was sie Ihnen ins Bewusstsein schickt.

6. Als letzte Frage schicken Sie: „Wie kann ich das am besten machen? Worauf sollte ich achten?" und gehen vor wie bisher.

7. Dann, noch mit geschlossenen Augen, bedanken Sie sich bei ihrer Körperseele, öffnen langsam die Augen, reorientieren sich, indem Sie sich umschauen und sich durchbewegen.

8. Nun notieren Sie die Antworten, die Sie bekommen haben, und spüren noch ein wenig nach, wie es Ihnen damit geht.

Literatur

GERDA BOYESEN: Über den Körper die Seele heilen. Kösel-Verlag 1994.

JUDITH HANSON-LASATER, IKE LASATER: Weil Worte wirken. Gewaltfreie Kommunikation praktisch anwenden. Junfermann Verlag 2011.

ALEXANDER LOWEN: Die Spiritualität des Körpers. Heyne-Verlag 1991.

MICHAEL LUTHER, JUTTA GRÜNDONNER: Königsweg Kreativität. Junfermann Verlag 1998.

„Motoren des Lebens", in: GEO Magazin Nr. 07/09, ↗ http://geo.de/GEO/heftreihen/geo_magazin/60993.html

WILHELM REICH: Frühe Schriften II. Fischer-Verlag 1985.

WILHELM REICH: Frühe Schriften 1920 bis 1925. Kiepenheuer & Witsch 1997.

OLIVER UNGER: Endlich ehrlich zu mir selbst. Windpferd-Verlag 2009.

REINHOLD VOGT: Gedächtnistraining in Frage und Antwort. Junfermann Verlag 2007.

„Wie der Bauch den Kopf bestimmt", in: Geo-Magazin Nr. 11/00, ↗ http://www.geo.de/GEO/mensch/medizin/686.html

Dank

Die ganzheitliche Körperarbeit hat mich aus einer aussichtslosen Sackgasse zurück ins Leben geholt und mich zu dem Menschen geformt, der ich heute bin. In gewisser Weise verdanke ich ihr also mein Leben.

Zunächst näherte ich mich dem Thema theoretisch und las alles von Wilhelm Reich, Alexander Lowen und Gerda Boyesen, was mir erreichbar war. Ihnen gilt mein herzlicher Dank für meine Lehrzeit mit ihren Werken.

Erst danach hatte ich genügend Vertrauen, um mich an die praktischen Übungen zu wagen. Ich lernte dadurch mein eigentliches Wesen kennen und schätzen, aber auch die vielen Schichten der Verdrängung, die meinen tiefen Schmerz schützten. Für die Anleitung und Begleitung in Übungsgruppen, Einzelsitzungen und Ausbildungen bin ich Gerhard Hecht, Regensburg, und Franz Rieger und Margarete Weber, München, zutiefst dankbar.

Auch ich stehe auf den Schultern von vielen Riesen. Oder anders ausgedrückt: Ich habe mir viele weitere Wahl-Eltern gesucht, die mich etwas über sie, mich und das Leben lehrten und mir halfen, es zu bewältigen und andere Menschen dabei zu begleiten, zum Beispiel Milton Trager, Ron Kurtz, Jacob Moreno, Keith Johnstone, Jorgos Canacakis, um nur diejenigen zu nennen, die meine Art der ganzheitlichen Körperarbeit und dieses Buch entscheidend beeinflusst haben.

Meinem langjährigen Kollegen und Freund Eduard Mutschlechner, Brixen in Südtirol, danke ich für ein Jahrzehnt der gemeinsamen Leitung von Ausbildungen, des Austauschs und der konstruktiven Auseinandersetzung: Ich fühle mich in vielerlei Hinsicht reich beschenkt von diesen Jahren.

Über ein Danke weit hinaus gehen meine Empfindungen, wenn ich an die vielen Klienten, Kurs-, Gruppen- und Ausbildungteilnehmer / Innen denke, die sich meinen Ideen und Anleitungen anvertraut haben, die Geduld mit mir hatten, wenn ich etwas Neues ausprobiert und geübt habe, die mir ihre wertschätzenden Feedbacks gaben und an deren persönlichen Entwicklungen sie mich teilhaben ließen: Ich habe unglaublich viel von euch gelernt, und es geht weiter!

Wie ein kleines Wunder war für mich die Einladung des Verlagsleiters des Junfermann Verlags, Dr. Stephan Dietrich, dieses Buch zu schreiben. Er hat mich mit seiner Wertschätzung, Geduld und hervorragender gegenseitiger Verständigung so motiviert und unterstützt, dass das Schreiben keine Arbeit, sondern reine Freude für mich war. Ein großes Danke dafür!

Man ist so alt, wie man sich fühlt

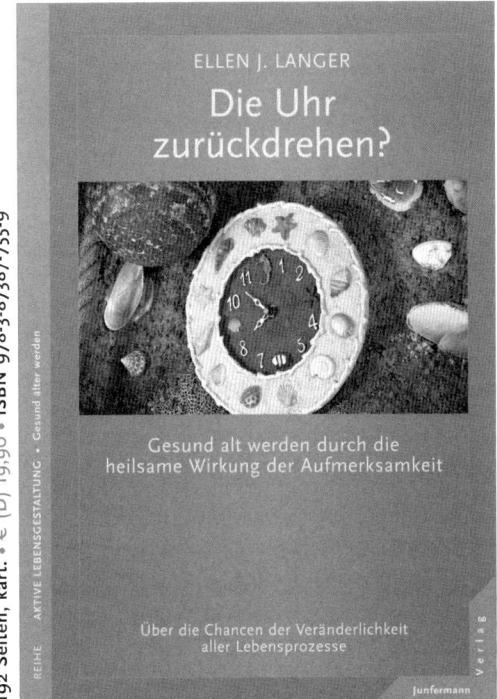
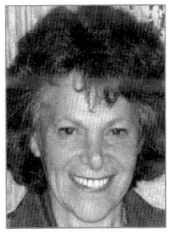
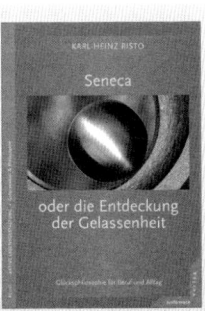
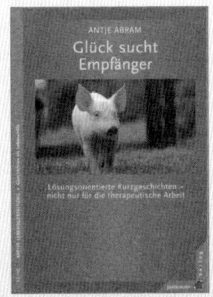
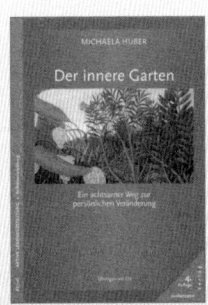

Die besondere »Auszeit«

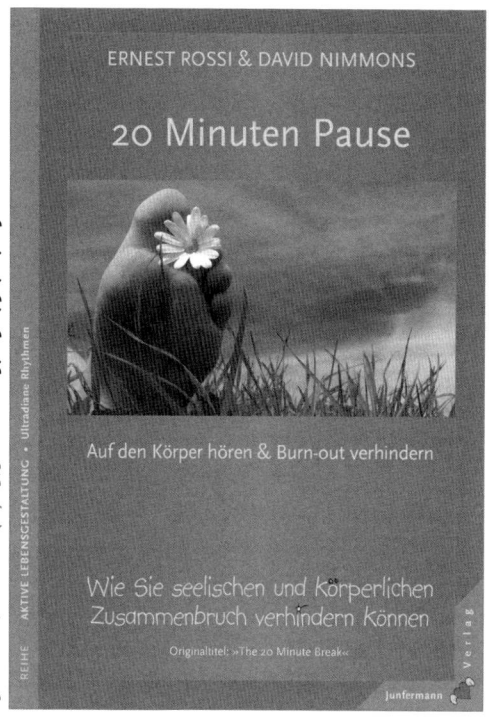

192 Seiten, kart. • € (D) 19,90 • ISBN 978-3-87387-670-5
REIHE · AKTIVE LEBENSGESTALTUNG · Ultradiane Rhythmen

ERNEST ROSSI & DAVID NIMMONS

»20 Minuten Pause«

Wenn wir unser Erholungsbedürfnis ständig missachten, fühlen wir uns sehr bald gestresst und erschöpft und entwickeln eine Vielzahl an psychosomatischen Krankheiten. Rossi und Nimmons zeigen uns in diesem Buch, wie wir einen derartigen seelischen und körperlichen Zusammenbruch verhindern können, indem wir lernen, die Signale unseres Körpers zu erkennen und uns angewöhnen, zu Hause oder am Arbeitsplatz eine besondere Art von Pause zu machen.

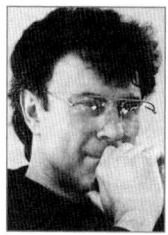

Ernest Rossi (li), Therapeut und Forscher auf dem Gebiet der Psychobiologie. Er arbeitete zehn Jahre lang mit Milton H. Erickson zusammen.

David Nimmons ist Schriftsteller und hat als Co-Autor bei vielen Bestsellern aus der Welt der Medizin und Psychologie mitgearbeitet.

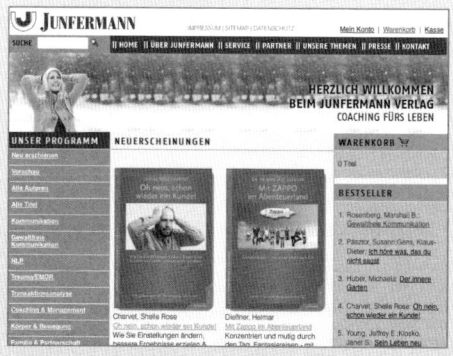

»Die Angst auflösen«

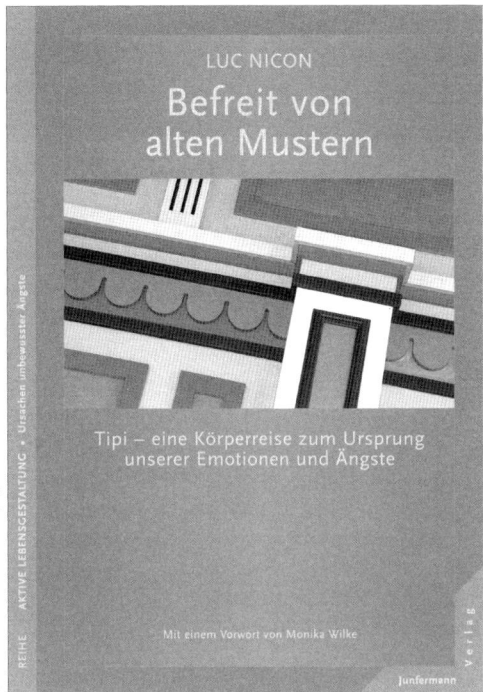

176 Seiten, kart. • € (D) 17,90 • ISBN 978-3-87387-776-4

REIHE AKTIVE LEBENSGESTALTUNG • Ursachen unbewusster Ängste

LUC NICON

»Befreit von alten Mustern«

Tipi – eine Körperreise zum Ursprung unserer Emotionen und Ängste

Wo auch immer Angst, Panikattacken, Depression oder emotionale Überreaktionen ihren Ursprung haben mögen – unser Körper besitzt ein Gedächtnis für die ursächlichen Empfindungen. Tipi ist eine Methode, über diese Körperempfindungen bis zum Ursprung unserer Angst oder Depression zu gehen und sie aufzulösen. Der Begriff kommt aus dem Französischen und steht für »Technique d'identification sensorielle des peurs inconscientes« (Technik zur Identifizierung unbewusster Ängste auf der Grundlage unserer Körperempfindungen). Die genannten Probleme sind Folgen von weit zurückliegenden Angsterlebnissen. Deren Ursprung gilt es zu identifizieren, um jene als problematisch empfundene Verhaltensweisen zu deaktivieren. Weil mit Tipi der Ursprung der Angst über Körperempfindungen und nicht über den Intellekt gesucht wird, lässt sich die Angst in der Regel sehr rasch auflösen.

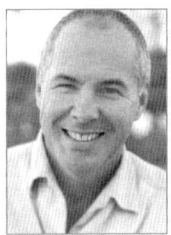

Luc Nicon ist Experte für Pädagogik und Verhaltens-Kommunikation. Er bildet schwerpunktmäßig Therapeuten aus und erforscht die Ursachen unbewusster Ängste.

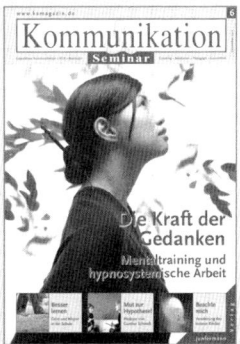

»Abnehmen beginnt im Kopf«

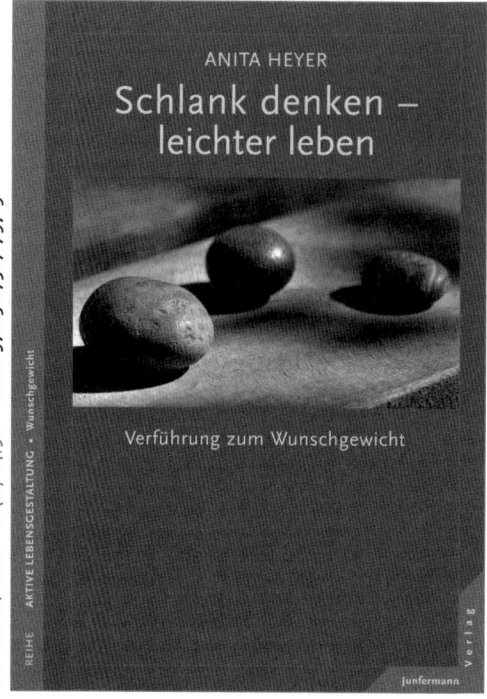

128 Seiten, kart. • € (D) 14,90 • ISBN 978-3-87387-797-9

REIHE AKTIVE LEBENSGESTALTUNG • Wunschgewicht

ANITA HEYER

»Schlank denken – leichter leben«

Verführung zum Wunschgewicht

»Wenn Ihr Gewicht ein Problem für Sie ist, kann ich Sie entlasten. Sie können nichts dafür. Im Ernst. Es ist nicht Ihr Fehler, es liegt nicht an Ihnen oder daran, dass Sie zu wenig Disziplin haben oder ein Vielfraß sind, der sich nicht kontrollieren kann«, so schreibt Anita Heyer in ihrem Vorwort.

Dieses Buch ist kein Diät-Ratgeber. Es stellt alte Denkweisen von Verzicht, Entbehrung und Willenskraft infrage. Bevor Sie Ihr Verhalten dauerhaft verändern, ist es erforderlich, dass Sie Ihr Denken ändern. Sie fragen sich wie? - Anita Heyer lädt Sie ein, eine neue Art der Wertschätzung Ihres Selbst, Ihres Körpers und aller unbewussten Anteile und Bedürfnisse Ihrer Person zu entdecken und so zu einem neuen, befriedigenden Umgang mit dem Thema Gewicht zu finden.

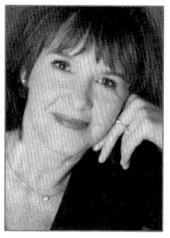

Anita Heyer ist DVNLP-Lehrtrainerin, DVNLP-Lehrcoach, Heilpraktikerin für Psychotherapie in eigener Praxis.

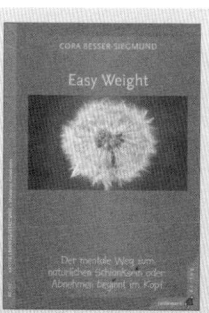
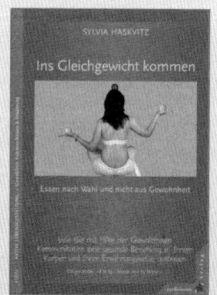
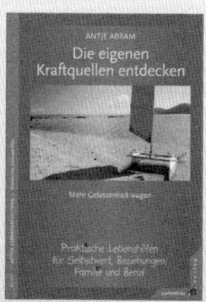